Botulinumtoxin - Wirkprinzip und klinische Anwendung

Dysport®

CIP-Titelaufnahme der Deutschen Bibliothek

Naumann, Markus:
Botulinumtoxin - Wirkprinzip und
klinische Anwendung/Markus Naumann.-
1. Auflage - Bremen: UNI-MED, 1998
ISBN 3-89599-409-X

Gesamtherstellung in der Bundesrepublik Deutschland

UNI-MED. Die beste Medizin.

In der Reihe UNI-MED SCIENCE werden aktuelle Forschungsergebnisse zur Diagnostik und Therapie wichtiger Erkrankungen "state of the art" dargestellt. Die Publikationen zeichnen sich durch höchste wissenschaftliche Kompetenz und anspruchsvolle Präsentation aus. Die Autoren sind Meinungsbildner auf ihren Fachgebieten.

Wir danken folgenden Mitgliedern unseres Ärztlichen Beirats für die engagierte Mitarbeit an diesem Buch: Dr. Jens Uwe Eigenwillig, Dr. Walther Kirschner, Christian-Albrecht Conrad.

Vorwort und Danksagung

Das vorliegende Buch soll eine Übersicht bieten, die die wesentlichen Grundlagenkenntnisse von Botulinumtoxin einerseits und die verschiedenen klinischen Anwendungsmöglichkeiten der Substanz andererseits vermittelt, ohne dabei zu sehr ins Detail zu gehen. Der Schwerpunkt liegt auf der praktischen Anwendung von Botulinumtoxin. Dabei wurde das Kapitel über die Behandlungsmöglichkeiten von Botulinumtoxin bei Spastizität bewußt aufgeteilt in die beiden Altersgruppen "Erwachsenenalter" und "Kindesalter", da zum einen die erforderlichen Dosierungen sehr unterschiedlich sind und zum anderen der Einsatz von Botulinumtoxin in ganz unterschiedlichen Stadien der motorischen Entwicklung erfolgt.

Das Buch wendet sich an einen breiten Interessenten- und Anwenderkreis von Medizinern, der sich mittlerweile außer den Neurologen auch aus Vertretern verschiedener anderer Fachdisziplinen zusammensetzt. Botulinumtoxin ist heute längst keine Substanz mehr, die sich in der Therapie dystoner Bewegungsstörungen erschöpft, vielmehr wurden in den letzten Jahren interessante neue Indikationen, so z.B. die Behandlung der Spastizität und die Therapie autonomer Störungen, erschlossen. Dabei ist zu beachten, daß Botulinumtoxin trotz vielfältiger, gut dokumentierter Anwendungsmöglichkeiten bislang in Deutschland nur zur Behandlung des Blepharospasmus, des Spasmus hemifacialis und des rotatorischen Schiefhalses zugelassen ist. Die Zulassung für die Indikation Spastizität ist absehbar.

Das Buch soll dem bislang nicht mit Botulinumtoxin vertrauten Arzt einen kritischen Einblick in das aktuelle Spektrum der Behandlungsmöglichkeiten mit dieser Substanz vermitteln, um geeignete Patienten einer wirksamen Behandlung zuführen zu können. Dem mit der Substanz vertrauten Anwender mag die vorliegende Zusammenstellung ein Ratgeber in der Therapieplanung und -durchführung sein. Die Behandlung mit Botulinumtoxin sollte von Ärzten durchgeführt werden, die über eine entsprechende Kenntnis des jeweils zu behandelnden Krankheitsbildes und über spezielle Erfahrung mit dem Toxin verfügen. Eine ausführliche Aufklärung des Patienten ist in jedem Fall erforderlich.

Mein besonderer Dank gilt den beiden Coautoren Priv.-Doz. Dr. Harald Hefter und Dr. Florian Heinen, die ihre langjährigen Erfahrungen in der Botulinumtoxin-Behandlung der Spastizität im Erwachsenen- bzw. Kindesalter in dieses Buch eingebracht haben. Ferner möchte ich mich bei Prof. Dr. Hans Bigalke, Prof. Dr. Klaus Toyka, Prof. Dr. Karlheinz Reiners, Dr. Janbernd Kirschner und Dr. Volker Mall für die wertvollen Anregungen und die kritische Durchsicht des Manuskriptes bedanken. Darüberhinaus gilt mein Dank Priv.-Doz. Dr. Wolfgang Jost und Dr. Jürgen Bauer für die Durchsicht einzelner Kapitel.

Würzburg, im April 1998 *M. Naumann*

Geleitwort

Niemand hätte es für möglich gehalten, daß Botulinumtoxin - das stärkste Nervengift und leider auch ein Kampfstoff - einen der therapeutischen Durchbrüche in der Neurologie unserer Zeit bewirken könnte. In nur wenigen Jahren waren die wissenschaftlich tätigen Neurologen weltweit überzeugt, daß Dystonien gebessert werden können. Weitere Indikationen traten alsbald jedes Jahr hinzu. Erst kürzlich hat Botulinumtoxin auch Eingang in die Therapie der Erkrankungen mit autonomer Überfunktion erhalten, wie gustatorisches Schwitzen und fokale Hyperhidrose.

Angeregt durch unseren früheren Oberarzt Max Pause von Glasenapp hat sich Markus Naumann mit der klinischen Anwendung von Botulinumtoxin wissenschaftlich befaßt und in den letzten Jahren wesentliche Neuindikationen erschlossen. Im vorliegenden Buch werden alle etablierten und neuen Indikationen für Botulinumtoxin eingehend und kritisch dargestellt, verknüpft mit praktisch nutzbaren Therapieempfehlungen. Möge dieses Buch, gemeinsam verfaßt mit Harald Hefter und dem Neuropädiater Florian Heinen dazu dienen, daß die segensreichen Wirkungen von Botulinumtoxin allen denjenigen Patienten zugute kommen können, die unter einer dieser quälenden (und z.T. sozial isolierenden) Erkrankungen leiden. Das Buch richtet sich gleichermaßen an Neurologen, Neuropädiater, Dermatologen, Ophthalmologen, Kieferchirurgen und Hals-Nasen-Ohren-Ärzte, die mit diesen Erkrankungen umgehen. Ich wünsche dem Buch eine gute Verbreitung und Akzeptanz.

Würzburg, im April 1998 *Prof. Dr. Klaus Toyka*

Autoren

Priv.-Doz. Dr. med. Markus Naumann (Herausgeber)
Neurologische Klinik und Poliklinik
Bayerische Julius-Maximilians-Universität Würzburg
Josef-Schneider-Straße 11
97080 Würzburg
Kap. 1.-3., 5.-7.

Priv.-Doz. Dr. med. Dr. rer. nat. Harald Hefter
Neurologische Klinik
Heinrich-Heine-Universität Düsseldorf
Moorenstraße 5
40225 Düsseldorf
Kap. 2.

Dr. med. Florian Heinen
Abteilung für Neuropädiatrie und Muskelerkrankungen
Albert-Ludwigs-Universitäts-Kinderklinik
Mathildenstr. 1
79106 Freiburg
Kap. 4.

INHALTSVERZEICHNIS

Botulinumtoxin - Grundlagen

Dysport®

1. Botulinumtoxin - Grundlagen

1.1. Geschichtlicher Überblick

Botulinumtoxin, ein Protein des Anaerobiers **Clostridium botulinum**, ist - bezogen auf sein Molekulargewicht - das **stärkste bekannte Gift**. Botulinumtoxin ist seit etwa 150 Jahren als Verursacher des Botulismus, einer systemischen Nahrungsmittelvergiftung, identifiziert. Erste Beschreibungen der früher meist tödlich verlaufenden Erkrankung finden sich aber bereits im Mittelalter und in Schriften aus der Zeit des Römischen Reiches.

Die erste ausführliche klinische Beschreibung des Botulismus verdanken wir dem württembergischen Arzt und Romantikdichter *Justinus Kerner* aus Weinsberg. Er beschrieb in verschiedenen Veröffentlichungen von 1817 bis 1822 nicht nur die Symptomatik der Vergiftung bis in die kleinsten Details (angefangen von den charakteristischen schlaffen Lähmungen bis hin zum Sistieren der Ohrschmalzproduktion), sondern führte auch Untersuchungen zur Ursache durch und schlug prophylaktische Maßnahmen zur Vermeidung der Vergiftung vor. Weit vorausblickend diskutierte er bereits 150 Jahre vor der Einführung von Botulinumtoxin A (BoNT/A) als Therapeutikum die Anwendung von Botulinumtoxin zur Behandlung von Hyperkinesen (er dachte hierbei in erster Linie an die damals häufiger zu beobachtende Chorea Sydenham).

Die Entdeckung des Erregers "Clostridium botulinum" verdanken wir dem Mikrobiologen *van Ermengem* aus Belgien (1897). Er wies das Bakterium im Stuhl von Erkrankten nach, die paradoxerweise während einer Beerdigungsfeier kontaminierte Speisen zu sich genommen hatten. Der Entdecker prägte auch den Namen "Botulismus" (abgeleitet vom lateinischen Wort "*botulus*" für Wurst), da Intoxikationen typischerweise nach Verzehr von Wurstwaren auftraten.

1980 wurde Botulinum Neurotoxin Typ A (BoNT/A) erstmals von dem Ophthalmologen *A. Scott* aus San Francisco in Zusammenarbeit mit *E. Schantz* zu therapeutischen Zwecken eingesetzt. *Scott* suchte nach Alternativen zur Schieloperation und injizierte das Toxin zunächst zur Behandlung des Strabismus in die äußeren Augenmuskeln. Er erkannte bald, daß BoNT/A sich auch hervorragend zur Behandlung des Blepharospasmus eignet und begründete damit die heutige Standardtherapie für die meisten Formen fokaler Dystonien.

BoNT/A gilt heute als die effektivste Behandlung des Tortikollis spasmodicus, verschiedener Formen kranialer Dystonien, des Schreibkrampfes sowie des Hemispasmus facialis. Während der letzten Jahre wurde das Indikationsspektrum von BoNT/A auf die Spastizität ausgeweitet. Neueste Indikationen sind autonome Störungen aus den Bereichen Gastroenterologie, Urologie und Dermatologie.

Seit 1993 ist der exakte molekulare Wirkmechanismus von BoNT/A aufgeklärt (☞ Abb. 1.2).

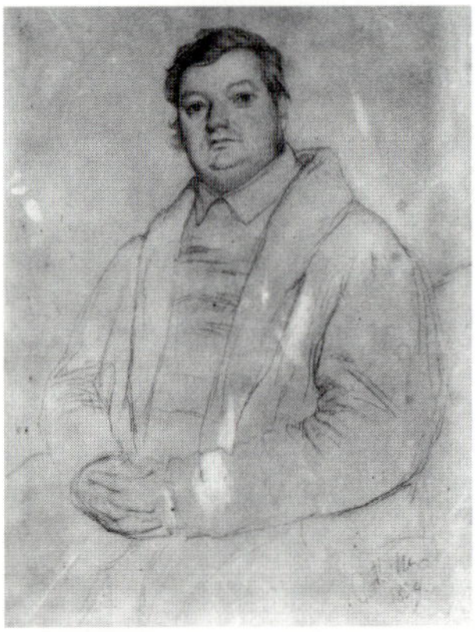

Abb. 1.1: Justinus Kerner 1834. Bleistiftzeichnung von C. Müller, Deutsches Literaturarchiv Marbach, Schiller-Nationalmuseum.

1.2. Toxikokinetik und molekularer Wirkungsmechanismus

Die anaerob wachsenden Bakterien der Gattung Clostridium botulinum produzieren sieben Serotypen von Botulinumtoxinen:

- *A*
- *B*
- *C*

- *D*
- *E*
- *F*
- *G*

Es handelt sich dabei um einen Proteinkomplex (M_R 900.000 D), der sich aus dem eigentlichen **Neurotoxin** (M_R 150.000 D), sowie aus **Haemagglutininen** und einem **nicht toxischen Protein** zusammensetzt. Die beiden letztgenannten stabilisieren das Neurotoxin. Das Neurotoxin, eine zinkbindende Endoprotease, besteht aus einer leichten (M_R 50.000 D) und einer schweren Kette (M_R 100.000 D), die über eine Disulfid-Brücke und ionische Kräfte miteinander verbunden sind. Die genetische Information liegt

- für die Serotypen *A, B, E, F* im Bakteriengenom
- für die Typen *C* und *D* in Bakteriophagen
- für den Typ *G* in einem Plasmid

Das Neurotoxin wird von den Bakterien primär als einkettiges Protein (inaktive Form) produziert, welches durch Proteolyse in seine **aktive Form** - zweikettiges Protein - gespalten wird.

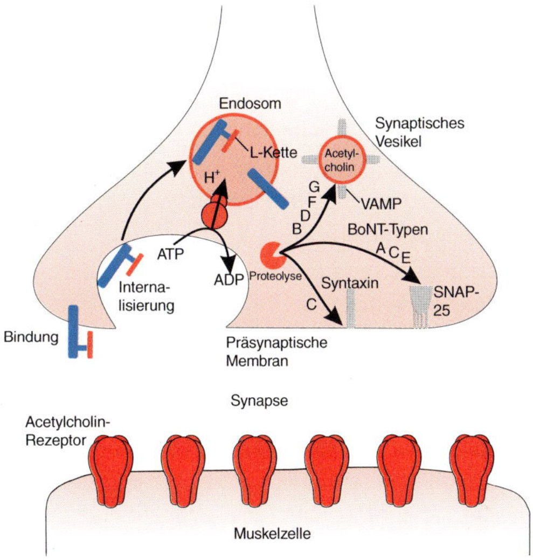

Abb. 1.2: Wirkmechanismus von Botulinumtoxin (Bindung, Internalisierung, intrazelluläre Wirkung).

Die Vergiftung mit Botulinumtoxinen verläuft in drei Schritten (☞ Abbildung 1.2):

- Bindung
- Internalisierung
- intrazelluläre toxische Wirkung

Bindung

Nach Resorption aus dem Gastrointestinal-Trakt bindet das Toxin über die schwere Kette an spezifische Rezeptoren (Sialoglykoproteine) der Plasmamembran von cholinergen Nervenendigungen. Es handelt sich dabei um eine hochaffine und -selektive Bindung unter Vermittlung des C-terminalen Endes der schweren Kette. Wahrscheinlich existieren für jeden Serotyp unterschiedliche Rezeptoren. Eine Wirkung von BoNT/A im zentralen Nervensystem ist unwahrscheinlich, da es die **Blut-Hirn-Schranke nicht penetriert**.

Internalisierung

Das Neurotoxin wird durch rezeptorvermittelte Endozytose aufgenommen und gelangt in Endosomen. Im sauren Milieu der Endosomen (Protonenpumpen) kommt es zu einer **Konformationsänderung** des Neurotoxins. Das N-terminale Ende der schweren Kette formiert einen Kanal in der Endosomenmembran. Durch diese Öffnungen gelangt das Neurotoxin in das Zytosol. Dort werden schwere und leichte Kette durch zelleigene Reduktionsenzyme voneinander getrennt. Die leichte Kette wandert zur Axonmembran, wo sie ihre toxische Wirkung entfaltet.

Wirkung

Die leichten Ketten sind Proteasen, die im terminalen Axon cholinerger Nerven (somatomotorisch und vegetativ) spezifisch eine Aminosäurebindung eines Proteins im Fusionskomplex spalten (☞ Abb. 1.3). Dieser Fusionskomplex reguliert die Bindung von Acetylcholin enthaltenden Vesikeln an die präsynaptische Membran. Er besteht aus den drei Proteinen

- VAMP (*vesicle associated membrane protein*)
- SNAP-25 (*synaptosomal-associated protein of 25 kD*) und
- Syntaxin

Die leichten Ketten der Typen A, C und E spalten SNAP-25, die Typen B, D, F und G VAMP und Typ C Syntaxin. Die Inaktivierung von nur einem der drei Proteine aus dem Fusionskomplex verhindert die Verschmelzung der acetylcholingefüllten Vesikel mit der Plasmamembran, wodurch die

Ausschüttung von Acetylcholin in den synaptischen Spalt verhindert wird.

Im Skelettmuskel führt die neuromuskuläre Blockade zu einer **schlaffen Lähmung**. Die Blockierung der Acetylcholinfreisetzung an parasympathischen Nervenendigungen führt zur **Atonie glatter Muskeln** und zu Funktionsstörungen anderer parasympathisch innervierter Organe. Eine entsprechende Hemmung der Transmitterfreisetzung an cholinergen sympathischen Nervenfasern führt zu Hypo- oder Anhidrose.

Dieser beschriebene Exozytosemechanismus ist im übrigen universell auch für alle durch Calcium-Einstrom regulierten Freisetzungen gültig, d.h. die leichten Ketten der Botulinumtoxine können - sofern sie in entsprechende Neurone oder Zellen eingeschleust werden - die Freisetzung aller Transmitter und vieler Hormone hemmen.

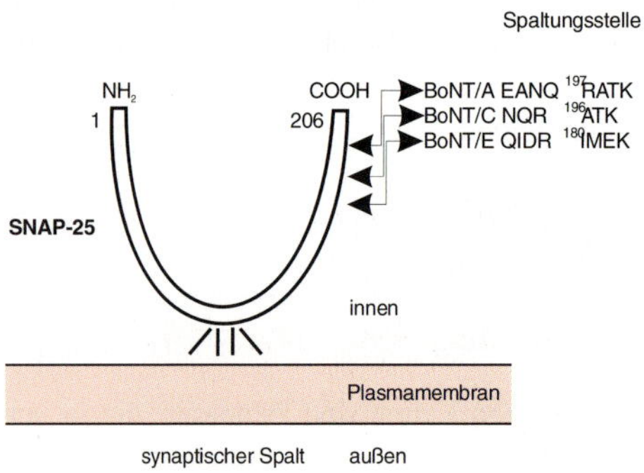

Abb. 1.3: SNAP-25 (Ratte) mit Kennzeichnung der jeweiligen Spaltungsstelle einer Aminosäurebindung durch Botulinumtoxin A, C und E.

Zu therapeutischen Zwecken wird nicht das reine Botulinum A-Neurotoxin eingesetzt, sondern es steht bisher nur der Toxinkomplex zur Verfügung, von dem sich das Neurotoxin nach intramuskulärer Injektion im Gewebe bei neutralem pH abtrennt. Der Muskel paralysiert daraufhin innerhalb von drei bis zehn Tagen.

Die **klinische Wirkung** von BoNT/A hält in der Regel etwa drei Monate an, kann sich jedoch, je nach Anwendungsgebiet und vorbestehender Schädigung eines peripheren Nerven (z.B. Spasmus hemifacialis), bis auf neun Monate und darüberhinaus verlängern.

Während dieser Zeitspanne wird das Toxin intraneuronal von zelleigenen Proteasen gespalten. Die Nervenendigungen werden durch Clostridien-Neurotoxine nicht irreversibel geschädigt, denn die Toxine sind nicht zytotoxisch. Nach proteolytischer Inaktivierung der Toxine werden wieder neue Fusionsproteine gebildet, und die Nervenendigungen erlangen ihre ursprüngliche Funktion zurück (Restitution). Inwieweit das neuronale "*sprouting*" (Regeneration), welches während der muskulären Inaktivitätsphase beobachtet werden kann, am physiologischen Regenerationsprozeß beteiligt ist, bleibt abzuklären.

1.3. Morphologische Veränderungen nach Botulinumtoxin

1.3.1. Veränderungen an der Nervenendigung

Morphologisch kommt es im Verlauf einer Vergiftung zunächst zu einer elektronenmikroskopisch nachweisbaren Clusterbildung von Acetylcholin-Vesikeln im terminalen Axon und nach etwa 7 bis 10 Tagen zum kollateralen "*sprouting*", welches über mehrere Jahre bestehen bleibt. Man kann, je nach Ursprung dieser Axonsprossen, drei verschiedene Formen unterscheiden:

- ultraterminales Sprouting (von der terminalen Axonverzweigung im Bereich der Endplattenregion ausgehend)
- terminales Sprouting (gleich proximal der Endplatte beginnend)
- präterminales Sprouting (von den Ranvierschen Schnürringen des präterminalen Axons ausgehend).

In histologischen Färbungen ist eine Vermehrung der Endplatten (kumulativer Effekt), eine Verbreiterung der Endplattenregion und schließlich eine Vermehrung der Anzahl von Endplatten pro Muskelfaser zu beobachten. Eine Muskelfaser kann von mehreren Axonen innerviert werden.

1.3.2. Veränderungen am Muskel

Histologische Untersuchungen zu BoNT/A-induzierten Veränderungen am Muskelgewebe wurden sowohl tierexperimentell wie auch am menschlichen Muskel durchgeführt. Letztere stammen von Patienten mit Blepharospasmus, bei denen nach jahrelang durchgeführter BoNT/A-Therapie mit unbefriedigendem Therapieeffekt schließlich eine Myektomie des M. orbicularis oculi durchgeführt wurde.

Im Tierexperiment kam es etwa 14 Tage nach einmaliger intramuskulärer Gabe von BoNT/A zu einer Muskelfaseratrophie und somit zu einer erhöhten Faserkalibervariabilität. Diese Veränderungen waren nach 4 bis 6 Monaten **komplett reversibel**.

Am menschlichen Muskel konnten selbst nach wiederholten Injektionen persistierende morphologische Veränderungen wie z.B. bleibende Muskelfaseratrophien nicht nachgewiesen werden.

Nach mehrfacher Applikation von BoNT/A ist lediglich eine leichte Fasertypengruppierung und Prädominanz von Typ 1-Fasern zu beobachten.

1.4. Biologische Aktivität

Die biologische Aktivität von BoNT/A wird in Mäuseeinheiten (mouse units; MU) angegeben.

Eine MU entspricht der Menge Toxin, bei der nach intraperitonealer Applikation die Hälfte der vergifteten Tiere einer bestimmten Mäusepopulation verstirbt (LD_{50})

Es befinden sich derzeit zwei Präparate von Botulinumtoxin Typ A auf dem Markt, die in Deutschland als Dysport® von IPSEN PHARMA und als Botox® (Allergan, CA, USA) von der Fa. Merz + Co vertrieben werden. Dysport® enthält pro Viole 500 MU und Botox® pro Viole 100 MU BoNT/A. **In der klinischen Anwendung von BoNT/A entspricht die Effektivität einer Mäuseeinheit Dysport® nicht derjenigen einer Mäuseeinheit Botox®**. Nach unserer praktischen Erfahrung entspricht bei der von den Herstellern angegebenen Verdünnung eine MU Botox® etwa 3 - 5 MU Dysport®. Dieses Verhältnis ändert sich bei abweichenden Verdünnungen und weiteren Zusätzen. Die Dosisangaben in diesem Buch basieren auf den Erfahrungen der Autoren und den Angaben in den Originalpublikationen.

Hinweis: Die in diesem Buch angegebenen Dosierungsbereiche von BoNT/A für verschiedene Indikationen verstehen sich als Anhaltspunkte für die Behandlung. Jeder Therapeut muß für seine Patienten die intraindividuelle Dosis mit der höchsten Effektivität und geringsten Nebenwirkungsrate ermitteln.

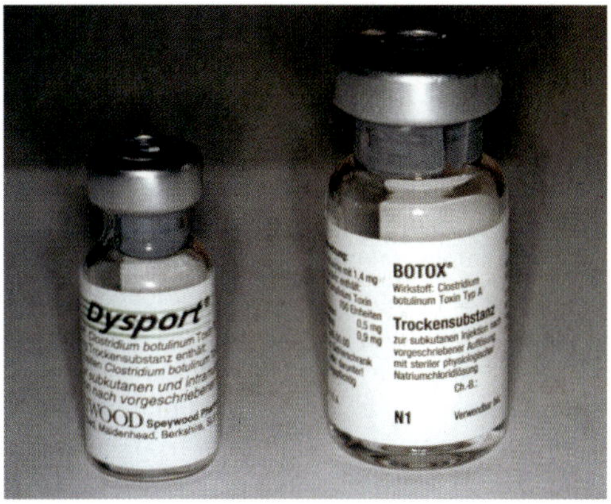

a

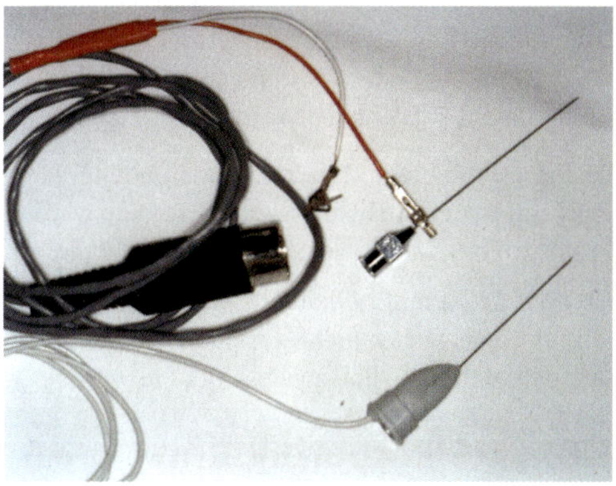

b

Abb. 1.4 a+b: Dysport® - und Botox®-Viole (a), Injektionsnadeln für EMG-kontrollierte Injektion (b).

1.5. Nebenwirkungen und Kontraindikationen einer Behandlung mit Botulinumtoxin

Unerwünschte Wirkungen von BoNT/A werden beobachtet, wenn es nach der Injektion aufgrund einer lokalen Diffusion des Toxins oder durch systemische Verteilung zu einer Blockade von Synapsen kommt, die entfernt vom Injektionsort liegen. Die Nebenwirkungen sind wie die erwünschten Wirkungen reversibel. Detailliertere Angaben zu Nebenwirkungen, die bei der Behandlung einzelner Krankheitsbilder auftreten können, finden sich in den speziellen Kapiteln.

Allgemein gültige Kontraindikationen einer Behandlung mit BoNT/A sind:

- Erkrankungen der neuromuskulären Übertragung, wie z.B. die Myasthenia gravis und das myasthene Syndrom Lambert-Eaton
- ausgeprägte Myopathien oder Motoneuronerkrankungen.

BoNT/A verstärkt die Symptome dieser Erkrankungen oder kann eine bislang klinisch inapparente Erkrankung auch erstmals demaskieren. Bei erhöhter Blutungsneigung unterschiedlicher Genese besteht nach intramuskulären Injektionen immer die Gefahr von Einblutungen in das Injektionsgebiet, was zudem zur Ausschwemmung des Toxins und zu einer systemischen Wirkung führen könnte.

Da Proteine grundsätzlich plazentagängig sind und wenig bekannt ist, welche Bedeutung eine langdauernde Inaktivierung motorischer Nerven für die Entwicklung eines Embryos hat, darf Botulinumtoxin während einer Schwangerschaft nicht angewendet werden.

Postpartal sollte die Mutter vor Beginn einer Therapie mit BoNT/A abstillen, denn Proteine werden über die Muttermilch vom Säugling resorbiert.

Obwohl Überempfindlichkeitsreaktionen auf Botulinumtoxin bisher nicht gesichert sind, können sie doch nicht gänzlich ausgeschlossen werden.

1.6. Antikörperbildung

1.6.1. Nachweis von Antikörpern

Seit einigen Jahren wächst die Zahl der Berichte über sekundäre Therapieversager. Die Ursache dafür liegt meist in einer Stimulation des Immunsystems durch das Toxin. Neutralisierende Antikörper gegen das Neurotoxin treten bei etwa 3 bis 10 % der chronisch mit BoNT/A behandelten Patienten mit Tortikollis auf. Hingegen kommen BoNT/A-Antikörper bei Patienten mit Blepharospasmus, oromandibulären Dystonien, Schreibkrampf oder Spasmus hemifacialis äußerst selten vor. Bislang liegen aufgrund des noch zu kurzen Nachbeobachtungszeitraumes keine verläßlichen Daten zur Häufigkeit von Antikörpern bei chronisch behandelten Patienten mit Spastizität vor. Man wird aber auch hier in Zukunft mit ähnlichen Problemen rechnen müssen. Klinisch ergibt sich der **Verdacht auf Antikörperbildung, wenn die klinische Wirkung bei wiederholter Behandlung abnimmt**. Das Auftreten von BoNT/A-Antikörpern kann aber auch nach Injektion von BoNT/A in den M. extensor digitorum brevis (EDB) abgeschätzt werden. Bei diesem "EDB-Test" wird das Muskelsummenaktionspotential (MSAP) des EDB nach supramaximaler Stimulation des N. peronaeus bestimmt. Anschließend werden 100 - 200 MU Dysport® bzw. 50 MU Botox® in den EDB injiziert. Bei Vorliegen von neutralisierenden Antikörpern bleibt bei der Kontrollmessung nach 3 bis 4 Wochen die erwartete Reduktion der Amplitude des MSAP des EDB aus. Neben diesen einfach durchführbaren klinischen Tests kann der Antikörpertiter auch mittels eines Mouse-Bioassays, eines Nerv-Muskel-in-vitro-Tests und mittels eines ELISA bestimmt werden. Mouse-Bioassay und Nerv-Muskel-in-vitro-Test sind sehr sensitiv, aber relativ aufwendig, der ELISA ist weniger sensitiv und erkennt auch nicht neutralisierende Antikörper.

Begünstigende Faktoren für das Auftreten von Antikörpern gegen BoNT/A sind nach aktuellem Kenntnisstand in erster Linie die Höhe der Gesamtdosierung und die Kürze des Intervalls zwischen zwei aufeinander folgenden Injektionen.

Häufige, hochdosierte Injektionen fördern somit die Entwicklung von Antikörpern.

Als **Empfehlung** gilt deshalb, die **Gesamtdosis von BoNT/A-Injektionen zu begrenzen** (maximal 1500 MU Dysport® bzw. 350 MU Botox® pro Quartal) und sog. kurzfristige "booster"-Injektionen innerhalb von 10 bis 12 Wochen zu vermeiden.

1.6.2. Therapeutische Alternativen bei fehlender Wirksamkeit

Ist der Nachweis einer sekundären Therapieresistenz aufgrund neutralisierender Antikörper gegen BoNT/A erbracht, ist die Fortsetzung der Therapie mit BoNT/A nicht weiter aussichtsreich. Auch der Wechsel auf das Präparat eines anderen Herstellers von BoNT/A führt zu keinem Wiederansprechen der Therapie. Wie sich in Verlaufsuntersuchungen von Serum-Antikörperspiegeln gezeigt hat, bleibt der Serum-Antikörpertiter in der Regel selbst im Verlaufe mehrerer Jahre weitgehend konstant, so daß man nicht auf einen nennenswerten Titerabfall nach einer mehrmonatigen Injektionspause hoffen darf. Eine neuerliche Reinjektion nach einer längeren Behandlungspause hat somit keine realistische Chance auf Wirksamkeit. In diesen Fällen wird man zunächst nochmals alle medikamentösen Therapiemöglichkeiten prüfen. Für die orale medikamentöse Behandlung haben sich am ehesten Anticholinergika (z.B. Trihexyphenidyl) oder Lioresal in höherer Dosierung bewährt. Sollte es auch nach Ausreizen medikamentöser Therapieoptionen zu keiner Besserung kommen, wird man dem Patienten einen operativen Eingriff vorschlagen. Das derzeit gängigste operative Verfahren zur Behandlung des rotatorischen Tortikollis ist die **selektive periphere Denervierung** mit Durchtrennung von Nervenästen des N. accessorius, die zum M. sternocleidomastoideus führen, sowie der Rami dorsales der Segmente C1 bis C6. In den seltenen Fällen eines Therapieversagens beim Blepharospasmus wird gelegentlich die Myektomie des M. orbicularis oculi oder die partielle Durchtrennung von Endästen des N. facialis durchgeführt (Gefahr des Lagophthalmus). Die stereotaktische Thalamotomie kommt allenfalls bei Patienten mit schwerer symptomatischer Hemidystonie in Betracht. Inwieweit in Zukunft nicht-destruktive Stimulationsverfahren der Basalganglien eine Rolle in der Behandlung dystoner Bewegungsstörungen spielen werden, ist derzeit noch offen. Erste Ergebnisse bei generalisierten Dystonien sind aber ermutigend.

In den kommenden Jahren wird man auf andere Serotypen von Botulinumtoxin zur Behandlung von sekundären Nonrespondern mit neutralisierenden Antikörpern gegen BoNT/A zurückgreifen können. Die Serotypen *B* und z.T. auch *F* wurden bereits bei solchen Patienten erfolgreich eingesetzt. Leider ist die Wirkdauer dieser Serotypen mit etwa 6 Wochen deutlich kürzer als diejenige von BoNT/A. Die Dosierung dieser Serotypen (in MU) ist beträchtlich höher als beim Typ *A*. Die kürzeren Injektionsintervalle und die Applikation höherer Proteinmengen steigern das Risiko, Antikörper auch gegen diese Serotypen zu entwickeln.

1.7. Botulismus

1.7.1. Formen des Botulismus

Der Botulismus, die systemische Intoxikation mit Botulinumtoxin, kommt in Abhängigkeit des Intoxikations- bzw. Infektionsweges in Form des

- Nahrungsmittelbotulismus
- Säuglingsbotulismus oder
- Wundbotulismus

vor. Von allen Serotypen ist Botulinumtoxin Typ *A* der potenteste Serotyp mit der längsten Wirkdauer. Je nach Verursacher kann der Botulismus unterschiedlich lange andauern oder verschieden schwer verlaufen.

> Die Letaldosis für den Menschen beträgt etwa 0,1 bis 1 µg Neurotoxin.

Nahrungsmittelbotulismus

Der **Nahrungsmittelbotulismus** wurde erstmals von *Justinus Kerner* vor etwa 150 Jahren systematisch untersucht und beschrieben und stellt **weltweit gesehen die häufigste Ursache des Botulismus dar**. Zumeist handelt es sich hierbei um eine Intoxikation mit den Serotypen *A*, *B* und *E*. In Deutschland ist die Mehrzahl der Vergiftungen auf den Typ *B*, in den USA vorwiegend auf den Typ *A* zurückzuführen. Die Erkrankung beruht auf der Ingestion von sporenkontaminierten Nahrungsmitteln, die unter anaeroben Bedingungen aufbewahrt wurden, so daß es zur Keimung, Proliferation und schließlich Produktion von Botulinumtoxin kommt. In Europa sind Schinken und Wurstwaren die häufigsten Vehikel des Giftes, in den USA in erster Linie Gemüseprodukte.

Säuglingsbotulismus

Der **Säuglingsbotulismus** ist erst seit etwa 20 Jahren bekannt und stellt heute die häufigste Form des Botulismus in den USA dar. Er tritt in den ersten Lebensmonaten bis etwa zum achten Monat auf und entsteht durch Keimbesiedelung des Darmes in Abwesenheit einer kompetitierenden Darmflora. Sehr selten wird diese Form des Botulismus auch im Erwachsenenalter in Zusammenhang mit präexistierenden Darmerkrankungen beobachtet. Vorwiegend sind die Serotypen *A* und *B* nachzuweisen.

Wundbotulismus

Der **Wundbotulismus** stellt eine Rarität dar. Es handelt sich streng genommen hierbei nicht um eine Intoxikation, sondern um eine Infektion, bei der Botulinumtoxin im nekrotischen Gewebe produziert wird. Meist ist der Serotyp *A* für die Erkrankung verantwortlich.

1.7.2. Symptome des Botulismus

Die klinischen Zeichen und Symptome des Botulismus sind für alle Formen der Erkrankung **relativ einheitlich**. Erste Symptome der Erkrankung treten gewöhnlich 12 bis 36 Stunden nach der Toxinaufnahme auf und sind auf eine Blockade der Acetylcholinfreisetzung an motorischen und autonomen Nervenendigungen zurückzuführen. Es kommt zunächst zu **unspezifischen Krankheitszeichen** wie

- Übelkeit
- Erbrechen
- Bauchschmerzen
- Diarrhoe

bis sich schließlich das **Vollbild des Botulismus** mit

- Ophthalmoplegie
- bulbären Störungen
- Atemmuskellähmung
- Tetraparese

entwickelt.

Autonome Störungen äußern sich in

- Mydriasis
- Mund- und Augentrockenheit
- Herzrhythmusstörungen
- Darmatonie
- Blasenstörungen und
- Anhidrose.

Der Verlauf des Säuglingsbotulismus ist in der Regel weit blander. Im Vordergrund stehen

- Ptosis
- muskuläre Hypotonie
- Adynamie
- schwaches Schreien
- Trinkschwäche.

> Die **Verdachtsdiagnose Botulismus** wird durch Nachweis des Toxins in Serum, Stuhl oder der zuletzt zugeführten Nahrung bestätigt.

Die Therapie des Botulismus erfordert das gesamte Repertoire der intensivmedizinischen Behandlungsmöglichkeiten. Während zu Beginn unseres Jahrhunderts noch über 70 % der an Botulismus erkrankten Patienten verstarben, beträgt die Letalität heute nur etwa 10 %. In Frühstadien kann in ausgewählten Fällen unter Abschätzung der Risiken und Nebenwirkungen trivalentes Antitoxin vom Pferd zur Neutralisierung des Teils des Toxins verabreicht werden, der noch nicht in die Nervenendigungen internalisiert wurde. In absehbarer Zeit wird aber auch menschliches Antitoxin zur Verfügung stehen.

Botulinumtoxin-Behandlung dystoner Bewegungsstörungen

Dysport®

2. Botulinumtoxin-Behandlung dystoner Bewegungsstörungen

2.1. Klassifikation und Pathophysiologie von Dystonien

Idiopathische Dystonien sind mit einer Prävalenz von etwa 40-60 Betroffenen pro 100.000 Einwohner relativ häufige neurologische Erkrankungen.

Definition

Definitionsgemäß handelt es sich bei Dystonien um **anhaltende, unwillkürliche Muskelkontraktionen, die den Körper oder bestimmte Körperteile in abnorme, teils bizarre Positionen zwingen**. Der Begriff "Dystonie" wurde erstmals von *Oppenheim* im Jahre 1911 eingeführt, ausführliche klinische Beschreibungen dieses Krankeitsbildes finden sich jedoch schon im 19. Jahrhundert und früher. Die Bewegungen können tonischen (langsame glatte Bewegungen) oder phasischen (ruckartigen, repetitiven) Charakter haben. Dystonien treten in jedem Lebensalter mit Maximum um das 40. Lebensjahr auf.

Dystone Bewegungsstörungen können grundsätzlich nach klinischem Befund, Ätiologie und Erkrankungsalter klassifiziert werden. Für therapeutische Zwecke ist die Klassifikation entsprechend der klinischen Präsentation von Bedeutung, wonach

- fokale (auf eine Körperregion begrenzte)
- segmentale (zwei und mehr benachbarte funktionelle Regionen betreffende)
- multifokale (zwei und mehr nicht benachbarte funktionelle Regionen betreffende) und
- generalisierte

Dystonien unterschieden werden können. Hemidystonien sind auf eine Körperhälfte beschränkt und praktisch immer auf eine faßbare Läsion zurückzuführen (☞ Tabelle 2.1). Naturgemäß liegt der Schwerpunkt der BoNT/A-Behandlung auf der Therapie fokaler, segmentaler und multifokaler Dystonien, während bei ausgedehnteren Dystonien nur die im Vordergrund stehende Symptomatik durch BoNT/A beeinflußt werden kann.

Klinische Einteilung wichtiger Dystonieformen
1. Fokale Dystonien • *Kraniale Dystonien* • *Zervikale Dystonien* • *Hand- und Fußdystonien* • *Rumpfdystonien* • *spasmodische Dysphonie*
2. Segmentale Dystonien
3. Multifokale Dystonien
4. Generalisierte Dystonien
5. Hemidystonie
6. Sonderformen

Tab. 2.1: Klinische Einteilung wichtiger Dystonieformen.

Ätiologisch kann man die weitaus häufigeren

- *idiopathischen Dystonien* (über 80 %) von
- *symptomatischen* Formen

abgrenzen. Bei letzteren ist in der Regel die Ursache faßbar, die zur dystonen Bewegungsstörung führte (z.B. Insulte, Tumoren, Stoffwechselerkrankungen etc.). Die idiopathischen Dystonien beruhen aufgrund der Erkenntnisse aus nuklearmedizinischen und elektrophysiologischen Untersuchungen wahrscheinlich auf einer Erkrankung der Basalganglien des Gehirns (v.a. des Linsenkerns). In Anlehnung an das derzeit akzeptierte Modell zur Funktion der Basalganglien nimmt man an, daß es durch eine Enthemmung thalamokortikaler Projektionen zu kortikaler Übererregbarkeit und damit zu dem klinischen Bild von Kokontraktion und dystonen Bewegungen kommt. Zumindest teilweise liegt der Erkrankung eine genetische Prädisposition zugrunde, da in einigen Familien ein autosomal-dominanter Erbgang mit verminderter Penetranz nachgewiesen werden konnte.

2.2. Therapie mit Botulinumtoxin

2.2.1. Blepharospasmus und Spasmus hemifacialis

Symptomatik

Der **Blepharospasmus** ist durch unwillkürliche Verkrampfungen der Mm. orbiculares oculi gekennzeichnet, die zu einer mimischen Entstellung und durch lang anhaltende Kontraktionen zur Sehbehinderung des Patienten bis hin zu funktioneller Blindheit führen können. Der Blepharospasmus kann in Frühstadien etwas asymmetrisch ausgeprägt sein oder sich zunächst durch eine erhöhte Blinzelfrequenz äußern. Die meisten Patienten geben eine deutliche Verschlimmerung der Beschwerden bei

- emotioneller Belastung
- Streß
- grellem Sonnenlicht
- Lesen
- Gehen

an. Bei wenigen Patienten kann es aber beim Sprechen oder Gehen auch zu einer Besserung der Symptomatik kommen (paradoxe Dystonie). Eine Variante des Blepharospasmus ist die sog. *Lidöffnungsapraxie*, die auch als *prätarsaler Blepharospasmus* bezeichnet wird. Diese Sonderform tritt meist idiopathisch auf, ist aber gelegentlich auch bei M. Parkinson oder progressiver supranukleärer Paralyse zu beobachten. Im Vordergrund steht die Klage der Patienten, die Augen nicht öffnen zu können oder daß "die Lider zufallen". Die Stirn ist dabei oft in Falten gelegt und die Augenbrauen sind hochgezogen, um dadurch eine bessere Lidöffnung zu erreichen.

Sind weitere Muskeln im Bereich der Gesichts- oder Kieferregion mitbetroffen, spricht man vom **Meige-Syndrom** (vgl. Kap. 2.2.2., ☞ Abb. 2.1a).

Der Blepharospasmus ist vom **Spasmus hemifacialis** (☞ Abb. 2.1b) abzugrenzen, der auf einer Störung des N. facialis oder seines Kerngebietes beruht und in der Regel einseitig auftritt. Es kommt hier zu tonischen oder klonischen Kontraktionen, die mehr oder weniger deutlich alle vom N. facialis versorgten Muskeln einer Gesichtshälfte umfassen. Therapeutisch kann man vor der Injektion von BoNT/A zunächst einen medikamentösen Behandlungsversuch z.B. mit Carbamazepin unternehmen, der in Bezug auf Effektivität und Nebenwirkungen jedoch der BoNT/A-Gabe unterlegen ist. Bei Therapieresistenz oder bei jüngeren Patienten, die eine langfristige Injektionsbehandlung ablehnen, kann auch eine neurovaskuläre Dekompressionsoperation erwogen werden. Gelegentlich wird der Blepharospasmus mit einer okulären Myasthenie verwechselt (selten umgekehrt), die aber klinisch (Simpson-Test, Cogansches Zeichen, keine aktiven Kontraktionen des M. orbicularis oculi), elektrophysiologisch (Dekrement bei 3 Hz-Reizung) und bei ca. 50 % der Patienten durch den Nachweis von Antikörpern gegen Acetylcholinrezeptoren gut davon abgrenzbar ist.

Da die BoNT/A-Behandlung des Spasmus hemifacialis (keine fokale Dystonie!) der des Blepharospasmus weitgehend gleicht, wird deren Therapie in diesem Kapitel zusammenfassend abgehandelt.

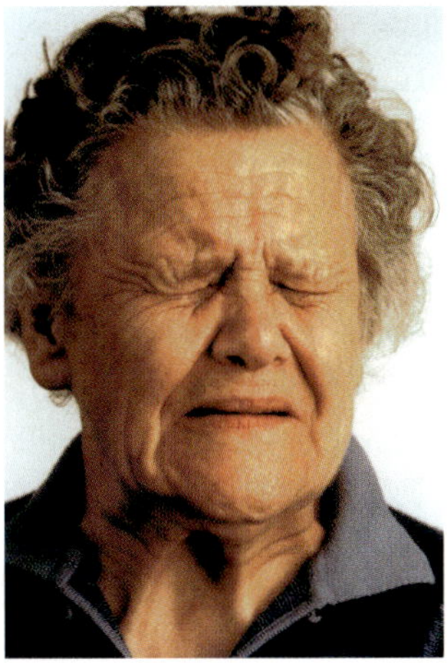

a

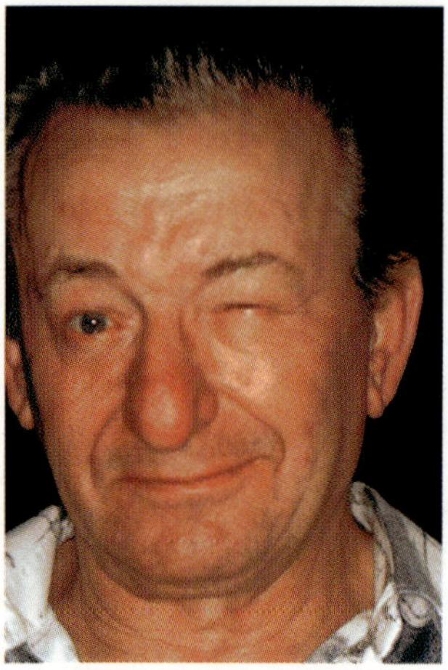

b

Abb. 2.1a+b: Meige-Syndrom (a) und Spasmus hemifacialis (b).

Therapie

Die Behandlung des Blepharospasmus und des Spasmus hemifacialis mit BoNT/A gilt heute als Therapie der Wahl, wofür BoNT/A in Deutschland neben dem rotatorischen Tortikollis auch zugelassen ist.

> Die weit überwiegende Mehrheit (bis zu 90 %) der behandelten Patienten profitiert von dieser Therapie, wenn auch der Behandlungserfolg in Einzelfällen, insbesondere bei der Lidöffnungsapraxie, unbefriedigend sein kann.

Die Wirkdauer einer BoNT/A-Behandlung beträgt beim Blepharospasmus in der Regel 8 bis 14 Wochen, beim Spasmus hemifacialis meist etwas länger; eine Wirkdauer von bis zu 9 Monaten und mehr ist hier keine Seltenheit.

Der M. orbicularis oculi kann anatomisch in eine Pars palpebralis und eine Pars orbitalis gegliedert werden, die im Bereich des Oberlides durch den Sulcus palpebralis superior voneinander abgegrenzt werden (☞ Abb. 2.2). Je nach verwendetem Präparat (Dysport® oder Botox®) haben sich aufgrund klinischer Erfahrungen und der möglicherweise etwas unterschiedlichen Diffusionsverhältnisse differente Injektionsstellen bewährt, weshalb die Injektionstechniken für Dysport® und Botox® separat dargestellt werden. Die BoNT/A-Therapie des Blepharospasmus wird aber je nach persönlicher Erfahrung des Behandlers recht variabel gestaltet, so daß es sich bei der in diesem Kapitel beschriebenen Vorgehensweise um einen Vorschlag und nicht um eine unabänderbare Strategie handelt. Zur Injektion wird BoNT/A beider Präparate mit 2,5 ml 0,9 %iger NaCl-Lösung pro Viole verdünnt und die Injektion mit einer 1 ml-Tuberculinspritze über eine 26 oder 27 G-Nadel durchgeführt.

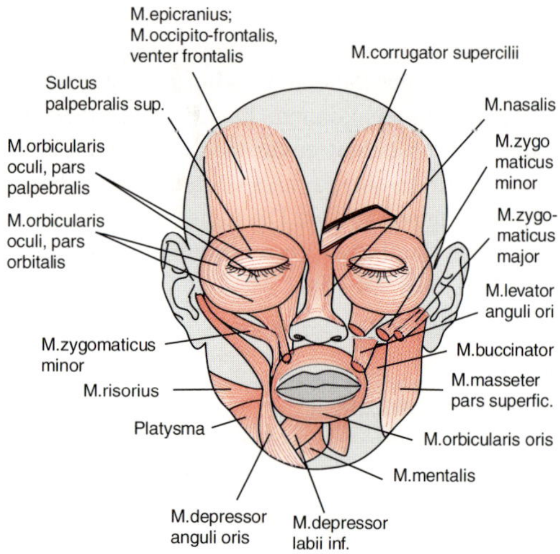

Abb. 2.2: Anatomie der Gesichtsmuskulatur.

Injektion von Dysport®

Bei Verwendung des Präparates Dysport® reichen zur Behandlung des Blepharospasmus und Spasmus hemifacialis in der Regel drei Injektionen periokulär im Bereich der Pars orbitalis aus. Beim Blepharospasmus werden jeweils 40 MU Dysport® (bei Spasmus hemifacialis 20 - 30 MU) knapp oberhalb des Orbitarandes an einer medialen und einer lateralen Stelle sowie an einer Stelle im Bereich des inferolateralen Orbitarandes subkutan injiziert (☞ Abb. 2.3a-d).

> Die Stichrichtung ist immer vom Auge wegweisend, um Verletzungen des Bulbus zu vermeiden.

Gelegentlich kann bei unzureichendem Therapieeffekt eine Dosiserhöhung in kleinen Schritten (z.B. von 5 - 10 MU Dysport® pro Injektionsstelle) erforderlich werden, bei älteren Patienten reichen oftmals auch niedrigere Mengen aus. Beim Spasmus hemifacialis sind je nach klinischem Befund manchmal zusätzliche Injektionsstellen im Gesichtsbereich (pro Injektionsstelle 5 - 20 MU) und im Platysma (10 - 100 MU) nötig.

Es ist zu beachten, daß beim Spasmus hemifacialis oftmals bereits chronisch-neurogene Veränderungen am Muskel vorliegen und es deshalb zu unerwartet starken Paresen kommen kann.

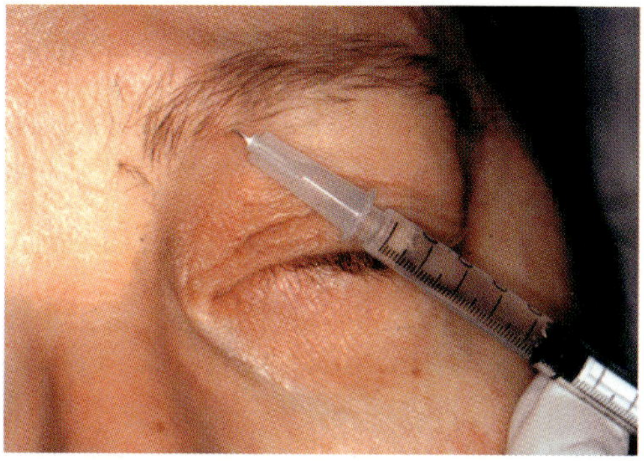

a

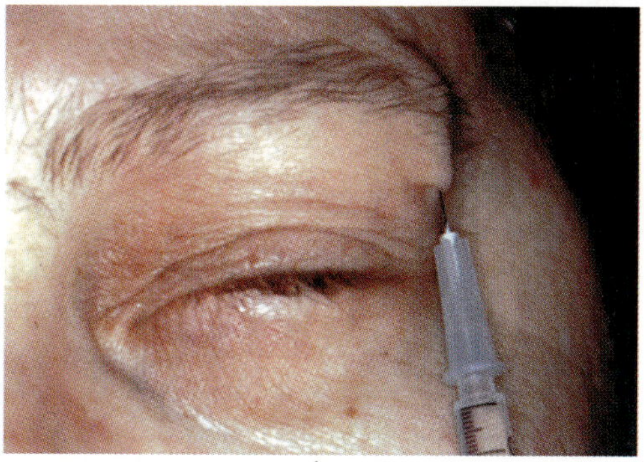

b

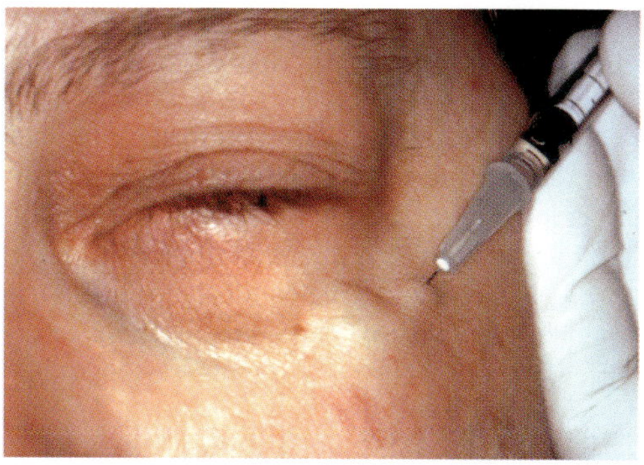

c

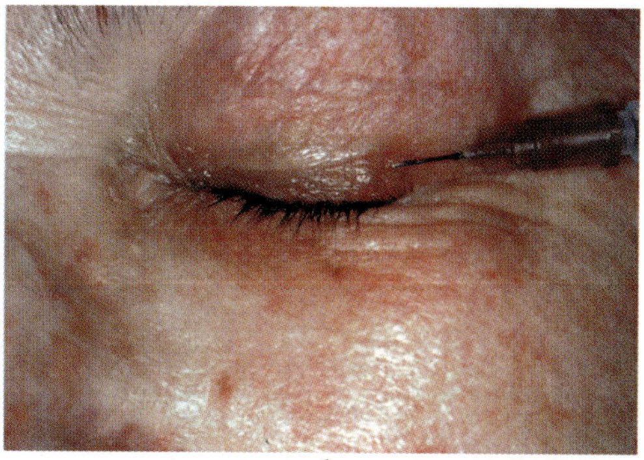

d

Abb. 2.3a-d: Injektion von Dysport® im Bereich des medialen (a), lateralen oberen (b) und lateralen unteren (c) Orbitarandes. Lidrandnahe Injektion (d).

Injektion von Botox®

Die Injektion von Botox® wird an mehreren (meist vier) Injektionsstellen periokulär vorgenommen, die im Oberlidbereich in Höhe des Sulcus palpebralis superior (eine mediale und eine laterale Injektionsstelle), an einer Stelle lateral des äußeren Orbitarandes und in Höhe des inferolateralen Orbitarandes liegen (☞ Abb. 2.4a-d). Pro Injektionsstelle werden zur Behandlung des Blepharospasmus meist zwischen 2 und 6 MU Botox® (beim Spasmus hemifacialis 1 - 4 MU), selten mehr, subkutan injiziert, wobei auch hier die **Stichrichtung immer vom Auge wegweist**. Zur Vermeidung lokaler Nebenwirkungen, insbesondere einer Ptosis, sollte zunächst mit einer niedrigen Dosis von ca. 2-3 MU Botox® pro Injektionsstelle begonnen werden (Spasmus hemifacialis 1 - 3 MU), um die Dosis dann von einer Reinjektion zur anderen langsam um wenige MU zu erhöhen. Je nach klinischem Befund kann eine Verteilung der Dosis auf zusätzliche Injektionsstellen periokulär erforderlich werden, wobei im Bereich des medialen Unterlides bei abstehendem Tränenpünktchen die Gefahr des Tränenträufelns (Epiphora) zu berücksichtigen ist. Injektionen im Bereich der Oberlidmitte sollten vermieden werden (besondere Ptosisgefahr) und im Bereich der Unterlidmitte nur in vorsichtiger Dosierung (Schwächung des M. rectus inferior mit Gefahr von Doppelbildern) erfolgen.

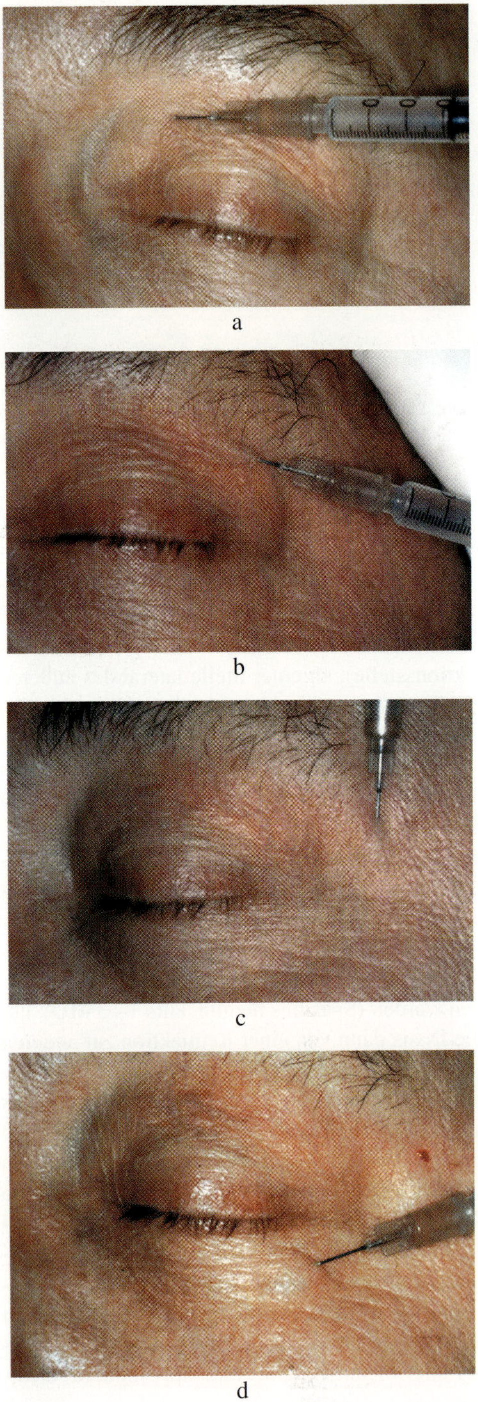

Abb. 2.4a-d: Injektion von Botox® im Oberlidbereich in Höhe des Sulcus palpebralis superior medial (a) und lateral (b), lateral des äußeren (c) und in Höhe des inferolateralen Orbitarandes (d).

Ein therapeutisches Problem besonderer Art stellt die **Lidöffnungsapraxie** dar. Es gibt hierzu bislang keine klaren Vorgaben für die optimale Dosis oder bestgeeignete Injektionsstelle.

> Nach allgemeiner Erfahrung führt die lidrandnahe und im prätarsalen Anteil des M. orbicularis oculi durchgeführte Injektion einer geringen Menge BoNT/A (ca. 5 bis 20 MU Dysport® oder 1 - 5 MU Botox®) noch am ehesten zu einer Besserung der Symptomatik (☞ Abb. 2.3d).

Sollte mit BoNT/A kein oder nur ein unbefriedigender Therapieerfolg zu erreichen sein, ist die Zugabe von oralen Anticholinergika (z.B. Artane®) indiziert. Einige Patienten profitieren von einer Ptosisbrille, die individuell vom Optiker angepaßt werden muß und bei der der eingearbeitete Bügel das Oberlid mit mäßigem Druck in Retraktionsstellung fixiert. In manchen Fällen ist es notwendig, die Augenschlußkraft zuvor mit BoNT/A etwas zu schwächen, damit die Ptosisbrille überhaupt toleriert wird und das Oberlid nicht ständig unter dem Bügel herabgezogen wird.

Nebenwirkungen

Die bedeutendste Nebenwirkung der BoNT/A-Behandlung des Blepharospasmus und Spasmus hemifacialis ist die Entstehung einer **Ptosis**, die in einer Häufigkeit von 5 - 15 % der Injektionen beobachtet werden kann. Sie beruht auf einer Diffusion des Toxins zum M. levator palpebrae superioris. Ihr Auftreten ist von der injizierten Gesamtdosis und der Injektionsstelle (Oberlidmitte) abhängig, sie dauert meist einige Tage bis wenige Wochen an.

> Die Ptosis ist immer vollständig reversibel.

Bei ausgeprägter, behindernder Ptosis, kann man dem Patienten empfehlen, das Oberlid nach Bedarf mit einem kleinen Streifen Klebeband hochzuraffen. Eine Ptosisbrille ist selten erforderlich. Gelegentlich kann es zu kleineren lokalen Hämatomen kommen, die meist keiner weiteren Therapie bedürfen. In etwa 2 bis 5 % der Fälle werden

- Keratitiden
- Epiphora

- trockene Augen (Hemmung der Acetylcholinfreisetzung in cholinerg innervierten Tränendrüsen)
- Doppelbilder
- Paresen von Gesichtsmuskeln

berichtet. Nur äußerst selten (< 1 %) führt die Injektion zu Lidödemen, einem Entropium/Ektropium und Schmerzen.

2.2.2. Meige-Syndrom, oromandibuläre Dystonien und Bruxismus

Definition und Symptomatik

Bei **oromandibulären Dystonien** handelt es sich um komplexe und klinisch variable kraniale Dystonien mit Beteiligung von Gesichtsmuskeln der unteren Gesichtshälfte, der Zungen- und Kaumuskulatur.

Das gemeinsame Vorkommen von oromandibulärer und facialer Dystonie incl. des Blepharospasmus bezeichnet man als **Meige-Syndrom** (Brueghel-Syndrom).

Kieferdystonien äußern sich in Form von **Kieferöffnungs-** (☞ Abb. 2.5) oder **Kieferschlußdystonien** und stellen wie Zungendystonien eine erhebliche Behinderung des Patienten beim Sprechen, Kauen und Schlucken dar. Sie werden idiopathisch, aber häufig auch nach chronischer Neuroleptikaeinnahme als Spätdystonien beobachtet.

Kieferdystonien sind differentialdiagnostisch abzugrenzen von:

- hemimastikatorischem Spasmus
- fokalem Tetanus
- Kiefergelenkserkrankungen und
- paradoxer Aktivität von Kieferschließmuskeln (meist nach Hirnstammläsionen).

Der **Bruxismus,** der nicht zu den Dystonien zählt, kann durch ein ständiges Zähneknirschen zu einem Abschleifen der Zähne und zur Störung der Nachtruhe führen.

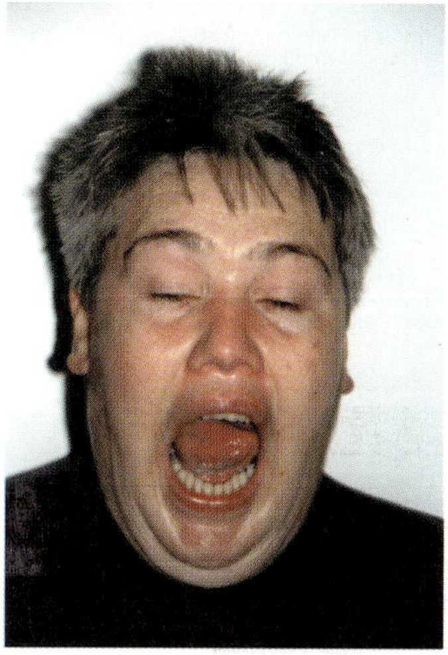

Abb. 2.5: Kieferöffnungsdystonie.

Therapie

Die Behandlung **oromandibulärer Dystonien** mit BoNT/A stellt die oftmals effizienteste Therapieform dieser sonst schwer zu behandelnden Dystonien dar, jedoch ist in vielen Fällen nur eine Linderung der Beschwerden möglich. Viele der betroffenen Muskeln sind schwer zugänglich (z.B. Mm. pterygoidei) und erfordern deshalb gute anatomische Kenntnisse und eine elektromyographisch kontrollierte Injektionstechnik.

Beim **Meige-Syndrom** führt die Behandlung des Blepharospasmus allein schon häufig zu einer Besserung der Dystonie in der unteren Gesichtshälfte, so daß man sich zunächst auf die Injektion des M. orbicularis oculi beschränken sollte. Erst im weiteren Verlauf kann man zusätzliche Gesichtsmuskeln injizieren. Dies sollte aber mit Zurückhaltung erfolgen, da ausgedehnte und zu hoch dosierte Injektionen zu einem Maskengesicht, kosmetischer Entstellung (z.B. langanhaltender Mundwinkeltiefstand nach hochdosierter Injektion des M. zygomaticus) oder auch Behinderung beim Essen und Sprechen (z.B. nach ausgedehnten Injektionen des M. orbicularis oris) führen können. Die Injektion in die Zungenmuskulatur ist wegen möglicher Nebenwirkungen (z.B. Zungenmotilitätsstörungen, Dysphagie) nicht generell zu empfehlen und sollte nur an Zentren mit spezieller Erfahrung unter EMG-Kontrolle durchgeführt werden.

Beim **Bruxismus** erfolgt die Injektion in die Masseteren, ggf. weitere Kieferschließer, beidseits.

Muskel	Funktion	Anzahl der Injektionsstellen	Dysport® (MU)	Botox® (MU)
M. masseter	Kieferschluß	1-2	30 - 120	10 - 40
M. temporalis	Kieferschluß	2-4	50 - 200	15 - 50
M. pterygoideus medialis	Kieferschluß	1	30 - 120	10 - 40
M. pterygoideus lateralis	Kieferöffnung	1	30 - 120	10 - 40
M. digastricus	Kieferöffnung	1	20 - 80	5 - 20

Tab. 2.2: Funktion einzelner Kiefermuskeln und Richtlinien für die BoNT/A-Dosierung (je Muskel).

Während die meisten Kiefermuskeln klinisch (Masseter, Temporalis) oder myographisch (Digastricus) gut zu identifizieren und somit zu injizieren sind, ist die Injektionsbehandlung des M. pterygoideus lateralis aufwendig. Die Injektion kann grundsätzlich über einen transoralen Zugang oder etwas einfacher perkutan bei geöffnetem Mund knapp unterhalb des Os zygomaticum vor dem Processus coronoideus posterior erfolgen (☞ Abb. 2.7a).

Die Injektion in die tiefen Kaumuskeln ist nicht unproblematisch und sollte wegen der besonderen anatomischen Gegebenheiten nur unter EMG-Kontrolle von einem erfahrenen Anwender durchgeführt werden.

Tabelle 2.2 gibt eine Übersicht über die Funktion einzelner Kiefermuskeln und Richtlinien für die Dosierung mit BoNT/A.

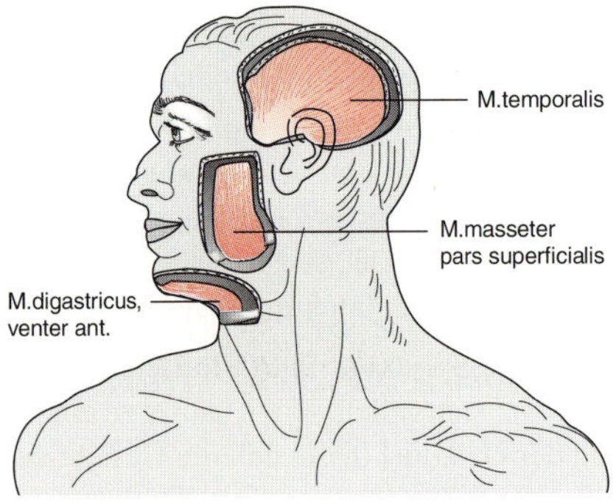

a

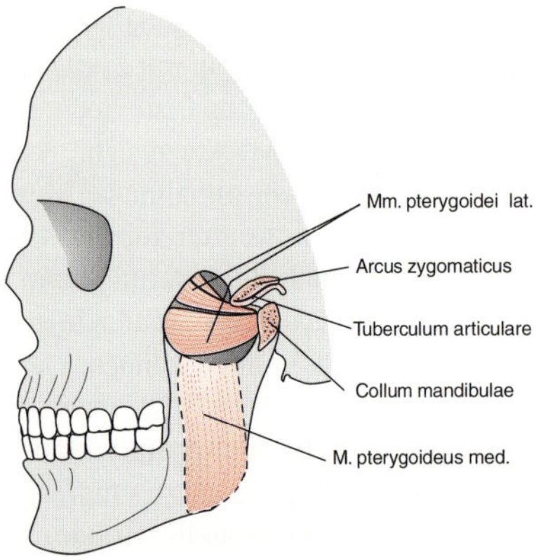

b

Abb. 2.6a+b: Anatomie der oberflächlichen (a) und tiefen (b) Kiefermuskulatur.

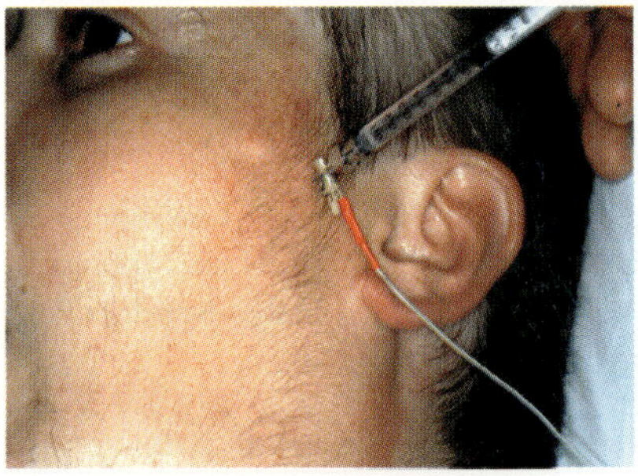

a

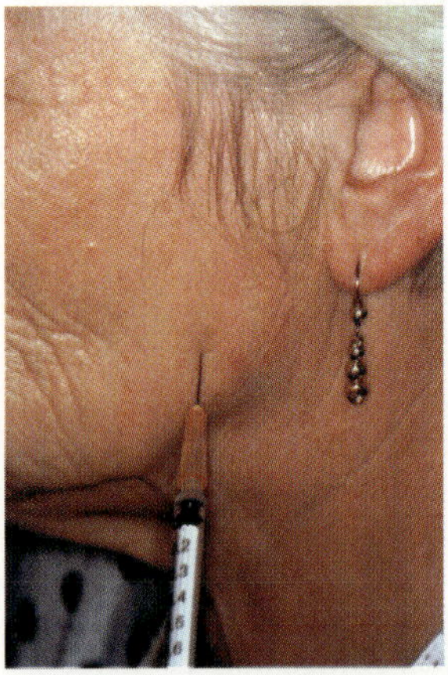

b

Abb. 2.7a+b: Transkutane Injektion in den M. pterygoideus lateralis (EMG-kontrolliert) bei Kieferöffnungsdystonie (a). Injektion des M. masseter bei Kieferschlußdystonie (b).

Nebenwirkungen

Injektionen in die Kiefer- oder Zungenmuskulatur können mitunter zu ausgeprägter Dysarthrie, Dysphagie und Kaumuskelschwäche führen.

2.2.3. Zervikale Dystonien

Symptomatik

Der Schiefhals kommt - je nach der im Vordergrund stehenden Muskelaktivierung - als

- *rein rotatorischer Tortikollis* (ca. 50 %; ☞ Abb. 2.8a)
- *Laterokollis* (Seitwärtskippung des Kopfes, ca. 10 %; ☞ Abb. 2.8b)
- *Antero-* oder *Retrokollis* (Inklination oder Reklination des Kopfes, ca. 10 bzw. 15 %; ☞ Abb. 2.8c+d) oder als
- *komplexer Schiefhals* (ca. 15 %)

vor. Bei vielen Patienten führt die anhaltende Anspannung der Hals- und Nackenmuskulatur zu Nacken- oder Kopfschmerzen. Typisch für den Schiefhals wie auch für alle anderen Formen von Dystonien ist die Provozierbarkeit dieser Bewegungsstörung durch Streß, psychische Belastung und verschiedene motorische Aktivitäten wie z.B. Gehen, Autofahren etc. Andererseits können bestimmte taktile Reize wie das Anlegen des Fingers oder der Hand an das Kinn (sog. "geste antagonistique") die Symptomatik bei einigen Patienten deutlich bessern. Diese Beeinflußbarkeit durch exogene Faktoren war auch Ursache dafür, daß Dystonien zu Unrecht lange Zeit als psychogene Erkrankung galten und die Patienten einer fast immer erfolglosen Psychotherapie unterzogen wurden.

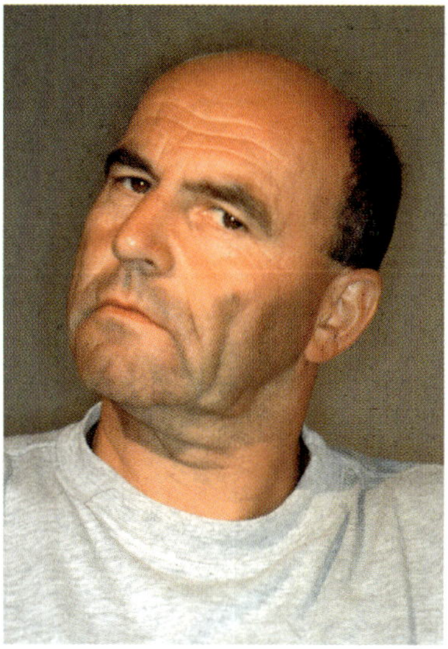

a

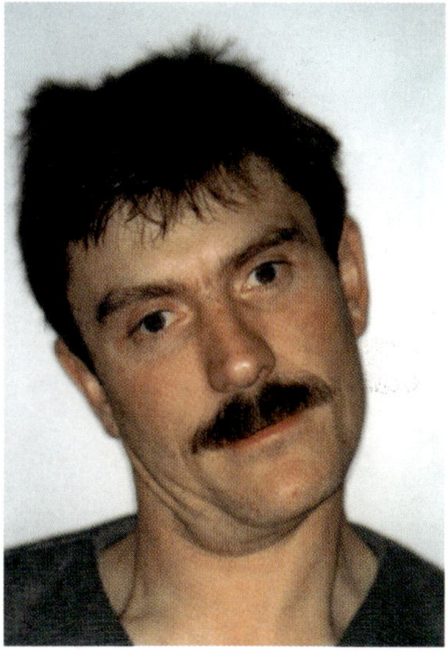

b

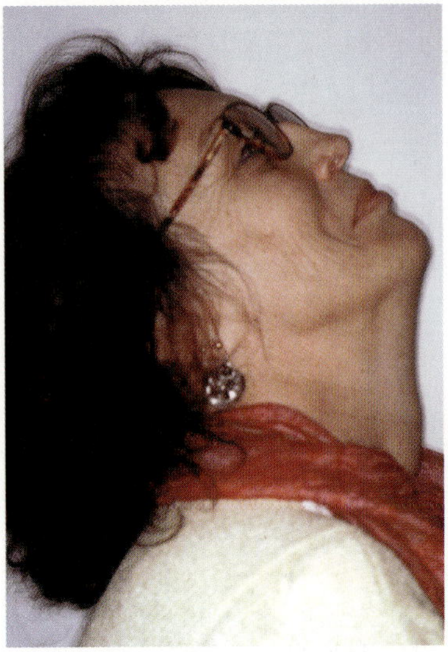

c

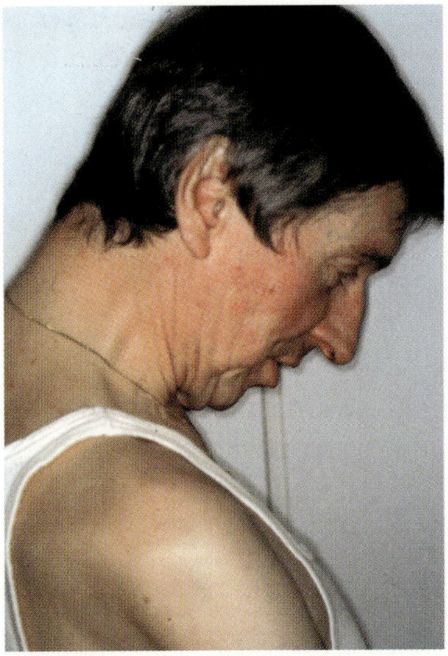

d

Abb. 2.8a-d: Tortikollis (a), Laterokollis (b), Retrokollis (c), Anterokollis (d).

In Tabelle 2.3 sind diejenigen Halsmuskeln aufgeführt, die die Bewegung des Kopfes in den drei verschiedenen Ebenen vornehmlich bedingen und somit geeignete Muskeln für die Injektion von BoNT/A darstellen.

Zervikale Dystonien und beteiligte Hals- und Nackenmuskeln	
Rotatorischer Tortikollis	• M. sternocleidomastoideus (kl) • M. splenius capitis (il) • M. trapezius (kl) • Platysma (il)
Laterokollis	• M. splenius capitis (il) • Mm. scaleni (il) • M. trapezius (il) • M. sternocleidomastoideus (il) • M. levator scapulae (il)
Retrokollis	• M. splenius capitis (bl) • M. semispinalis capitis (bl) • M.levator scapulae (bl)
Anterokollis	• M. sternocleidomastoideus (bl) • M. longus colli • Platysma (bl)
Schulterhebung	• M. trapezius (il) • M. levator scapulae (il)

Tab. 2.3: Hals- und Nackenmuskeln, die bei den unterschiedlichen Formen zervikaler Dystonien besonders aktiv sind (kl = kontralateral, il = ipsilateral zur Dreh- oder Kipprichtung, bl = bilateral).

Therapie

BoNT/A gilt heute als Therapie der Wahl verschiedener Formen der zervikalen Dystonie und ist in Deutschland für die Indikation des rotatorischen Tortikollis zugelassen. Obwohl die BoNT/A-Behandlung der oralen Pharmakotherapie zervikaler Dystonien an Effektivität weit überlegen ist, kann man vor der ersten Injektion einen Therapieversuch mit Anticholinergika, Baclofen, L-DOPA, Clonazepam etc. unternehmen. Von den meisten Anwendern wird BoNT/A jedoch primär zur Therapie zervikaler Dystonien eingesetzt.

Die Wirksamkeit der Behandlung zervikaler Dystonien mit BoNT/A, die in bis zu 90 % der Fälle zu einer Besserung des Schiefhalses und der assoziierten Schmerzen führt, ist durch zahlreiche zum

Muskel	Anzahl der Injektionsstellen	Dysport® (MU)	Botox® (MU)
M. sternocleidomastoideus	2 - 3	100 - 300	30 - 80
M. splenius capitis	2 - 3	150 - 500	40 - 120
M. semispinalis capitis	2 - 3	150 - 500	40 - 120
M. levator scapulae	1 - 2	100 - 200	25 - 50
M. trapezius	2 - 4	100 - 300	25 - 100
Mm. scaleni	1 - 2	100 - 150	30 - 50
Platysma	je nach Befund	50 - 100	15 - 30

Tab. 2.4: Empirische Dosierungsbereiche (je Muskel) für verschiedene Hals- und Nackenmuskeln bei zervikaler Dystonie.

Teil plazebokontrollierte Doppelblindstudien belegt. Die Therapie gilt als sicher und nebenwirkungsarm. Die klinische Wirkdauer der Behandlung mit BoNT/A liegt bei den meisten Patienten zwischen 10 und 12 Wochen, gelegentlich kann sie sogar 4 bis 9 Monate betragen.

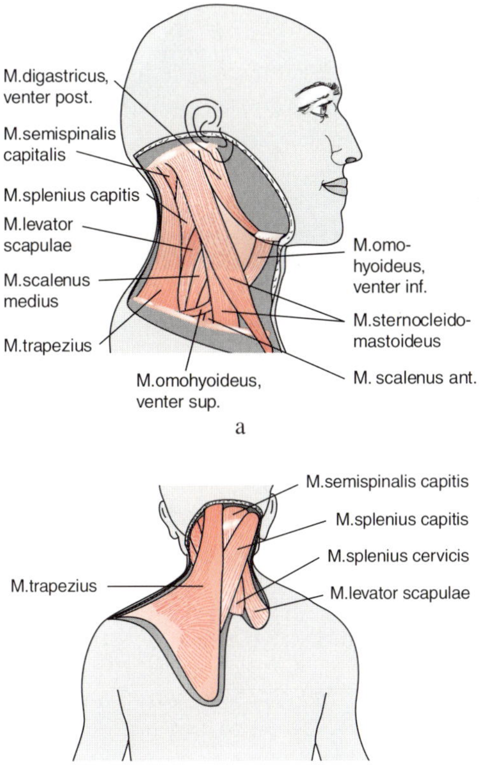

Abb. 2.9a+b: Anatomie der Halsmuskulatur. Anblick von lateral (a) und dorsal (b).

Vor der Injektion eines Patienten mit zervikaler Dystonie sollte man sich ausreichend Zeit nehmen, um durch mehrminütiges Beobachten der Spontanbewegungen des Kopfes und durch sorgfältige Palpation überaktiver oder hypertrophierter Muskeln, ggf. unter Zuhilfenahme polyelektromyographischer Ableitungen, die zu injizierenden Muskeln klar zu definieren. Oftmals lassen sich die Symptome durch mentale Anstrengungen des Patienten (z.B. rechnen lassen) und durch motorische Aktivitäten (z.B. gehen lassen) provozieren, wodurch die beteiligten Muskeln noch besser zur Darstellung kommen; selten manifestieren sich Dystonien erst im Liegen oder nach Entspannung.

Für die **Injektion** verwendet man am besten eine 1- oder 2 ml-Spritze mit einer 25 G-Nadel. Die meisten Anwender lösen den Inhalt einer Viole Dysport® bzw. Botox® in 2,5 ml 0,9 %iger Kochsalzlösung. Klinisch und palpatorisch gut identifizierbare Muskeln (z.B. M. sternocleidomastoideus, M. splenius capitis) lassen sich, besonders wenn sie hypertrophiert sind, meist ohne elektromyographische Kontrolle sicher injizieren. Muskeln, die palpatorisch nicht sicher identifizierbar sind oder von anderen Muskelgruppen überlagert werden, sollten möglichst unter **EMG-Kontrolle** injiziert werden (z.B. Mm. scaleni, M. levator scapulae, paravertebrale Muskeln). Die Injektion über eine EMG-Elektrode ist auch hilfreich, um nach einer vorangegangenen Behandlung noch denervierte Regionen (gelichtetes Interferenzmuster, kurze polyphasische Potentiale, vereinzelte pseudomyotone Entladungen, positive scharfe Wellen) im Muskel nachzuweisen (die eine dort lokalisierte Reinjektion sinnlos machen) und um besonders aktive Muskeln anhand des EMG-Musters besser identifizieren zu können. Es hat sich bewährt, pro

Muskel mehrere (meist 2 - 3) Injektionsstellen im Bereich des Muskelbauches zu wählen, um das Volumen pro Injektionsort zu begrenzen (Diffusion des Toxins!) und die Wahrscheinlichkeit zu erhöhen, möglichst viel Toxin im Bereich der Endplatten zu deponieren. Es ist empfehlenswert, bei der ersten Injektion eine niedrige, möglicherweise noch nicht ganz ausreichende Dosis zu wählen und die Gesamtdosis dann von Reinjektion zu Reinjektion allmählich zu steigern, bis ein optimaler Behandlungserfolg erreicht ist. Dies hilft Nebenwirkungen zu minimieren und die Compliance der Patienten zu gewährleisten. **Auf keinen Fall sollten "booster"-Injektionen innerhalb von 10 - 12 Wochen durchgeführt werden**, die das Auftreten neutralisierender Antikörper beschleunigen. Tabelle 2.4 enthält Richtwerte für die Dosierung von BoNT/A im Bereich des Halses und Nackens.

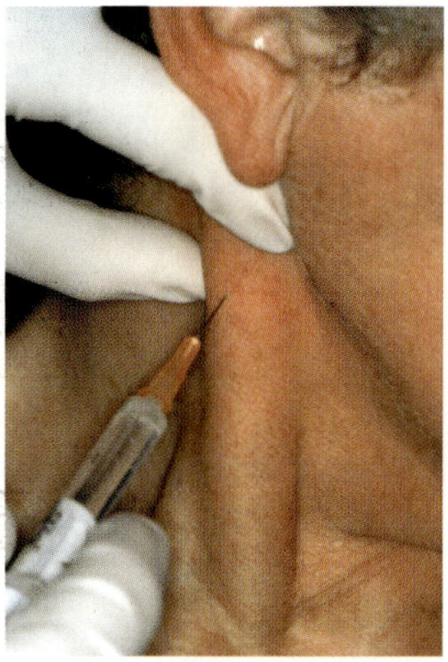

a

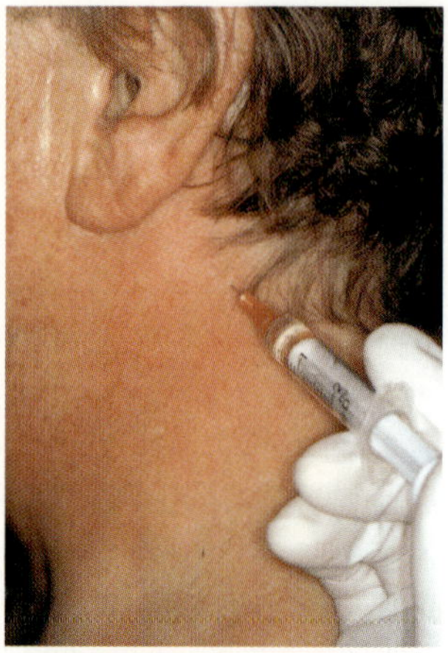

b

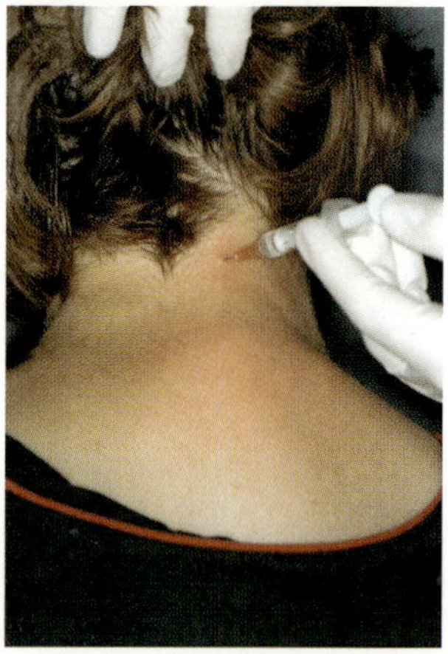

c

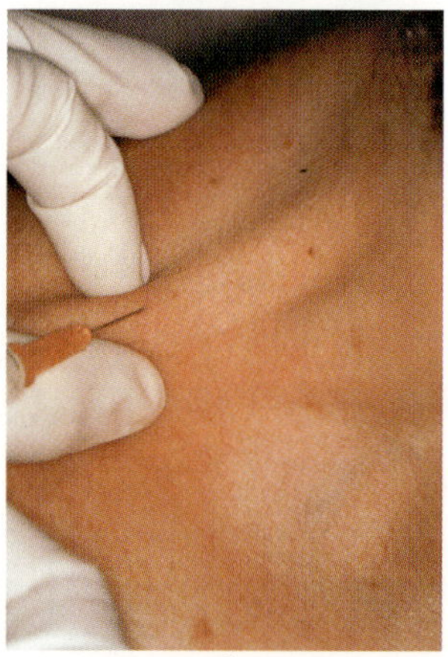

d

Abb. 2.10a-d: Injektionstechnik: M. sternocleidomastoideus (a), M. splenius capitis (b), M. semispinalis capitis (c) und M. trapezius (d).

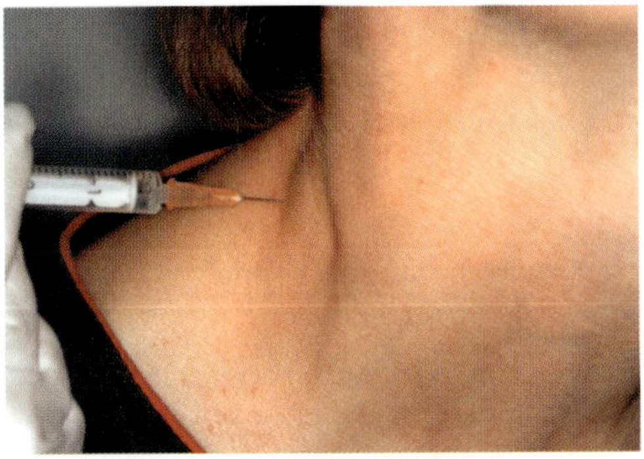

a

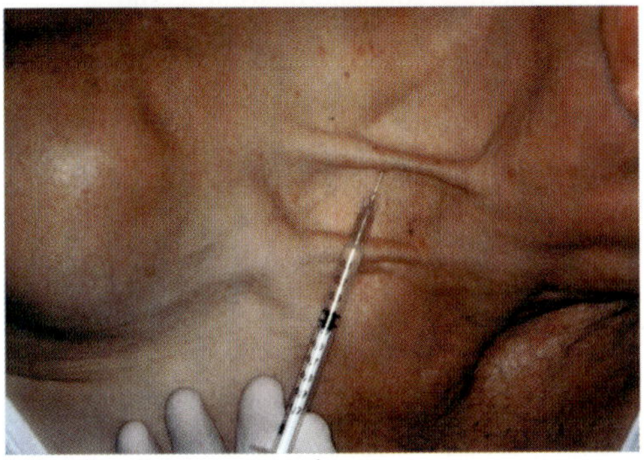

b

Abb. 2.11a+b: Injektionstechnik: M. levator scapulae (a) und Platysma (b).

Nebenwirkungen

Unerwünschte Nebenwirkungen einer BoNT/A-Behandlung im Bereich des Halses und Nackens beruhen meist auf einer lokalen Diffusion des Toxins. An erster Stelle sind Dysphagien zu nennen, die je nach Gesamtdosis, injiziertem Muskel, Injektionsvolumen, aber auch verwendetem Präparat in einer Häufigkeit von 5 bis 30 % der Injektionen beobachtet werden können. Nach eigener Erfahrung läßt sich die Häufigkeit von Dysphagien unter Berücksichtigung dieser Faktoren auch auf weniger als 5 % senken. Prädisponiert sind Patienten mit schmächtigen Halsmuskeln und ältere Patienten. Wenn der M. sternocleidomastoideus mit zu hoher Dosis oder beidseits injiziert wird, treten Schluckstörungen besonders häufig auf.

Dysphagien treten in der Regel innerhalb von 14 Tagen auf und können in meist milder Ausprägung für einige Tage bis zu mehreren Wochen persistieren. Schwere, eine stationäre Behandlung erfordernde Schluckstörungen sind bei sachgemäßer Anwendung eine absolute Rarität. Zunächst sollte der Patient beruhigt werden, daß es sich um eine immer voll reversible Nebenwirkung handelt. Bei leichten Schluckstörungen wird der Patient angewiesen,

- langsam zu essen und zu trinken (Strohhalm),
- die Nahrung gut durchzukauen,
- weiche, passierbare Nahrung zu bevorzugen und
- die Nahrung mit ausreichend Flüssigkeit zu sich zu nehmen.

Bei schweren Dysphagien kann die vorübergehende Ernährung über eine Magensonde erforderlich werden.

Treten übermäßig starke Paresen der injizierten Muskeln auf, die zu mangelnder Kopfkontrolle des Patienten führen (ca. 3 %), kann die Verordnung einer weichen Halskrawatte bis zur Rückbildung der Beschwerden notwendig werden. Weitere seltene Nebenwirkungen können Schmerzen im Injektionsbereich, Mundtrockenheit oder Dysphonie sein, die in der Regel keine spezifischen Maßnahmen verlangen. Zum Problem sekundärer Nonresponder aufgrund neutralisierender Antikörper gegen BoNT/A siehe Kapitel 1.6.

2.2.4. Anhang: Beurteilungsskalen des Tortikollis (Auswahl)

The Toronto Western Spasmodic Torticollis Rating Scale (TWSTRS)

A. Maximale Exkursion: Beurteilung der maximalen Bewegungsamplitude. Der Patient wird gebeten, die unwillkürliche Bewegung nicht zu unterdrücken. Der Untersucher darf Provokationsmanöver anwenden, die die Symptomatik verschlechtern. Liegt der Schweregrad zwischen zwei Werten, so wird der Wert der höhergradigen Störung gewählt.

1. Rotation (rechts oder links)	
0	keine
1	gering (1-22°)
2	leichtgradig (23-45°)
3	mäßig (46-67°)
4	schwer (68-90°)

2. Laterokollis (ohne Schulterelevation)	
0	kein
1	leichtgradig (1-15°)
2	mäßig (16-35°)
3	schwer (> 35°)
3. Anterokollis/Retrokollis (a *oder* b) a. Anterokollis	
0	kein
1	leichte Abwärtsbewegung des Kinns
2	mäßige Abwärtsbewegung (etwa 1/2 des möglichen Bewegungsausmaßes)
3	schwer (Kinn erreicht den Thorax)
b. Retrokollis	
0	kein
1	leichte Rückwärtsbewegung
2	mäßige Rückwärtsbewegung (etwa 1/2 des möglichen Bewegungsausmaßes)
3	schwer
4. Verschiebung nach lateral (rechts/links)	
0	fehlend
1	vorhanden
5. Verschiebung in der Sagittalebene (vorwärts/rückwärts)	
0	fehlend
1	vorhanden
B. Dauer: Gewichtung x 2	
0	kein
1	gelegentliche Deviation (< 25 % der Zeit), meist submaximal
2	• gelegentliche Deviation (< 25 % der Zeit), oft maximal; **oder:** • intermittierend (25-50 % der Zeit), meist submaximal
3	• intermittierend (25-50 % der Zeit), oft maximal; **oder:** • häufig (50-75 % der Zeit), meist submaximal
4	• häufig (50-75 % der Zeit), oft maximal; **oder:** • ständig (> 75 % der Zeit), meist submaximal
5	ständig (> 75 % der Zeit), oft maximal

C. Effekt von Tricks	
0	Komplette Normalisierung durch einen oder mehrere Tricks
1	partielle oder begrenzte Erleichterung
2	geringe oder keine Besserung
D. Schulterhebung oder - anteversion	
0	fehlend
1	• geringgradig (< 1/3 des möglichen Bewegungsausmaßes), intermittierend oder konstant; **oder:** • mäßiggradig und intermittierend
2	• mäßiggradig (1/3 bis 2/3 des möglichen Bewegungsausmaßes) und konstant (> 75 % der Zeit); **oder:** • schwer (> 2/3 des möglichen Bewegungsausmaßes) und intermittierend
3	schwer und konstant
E. Ausmaß der Beweglichkeit (ohne Hilfe von Tricks): Bei Einschränkungen in mehr als einer Ebene wird der individuell höchste Score genommen.	
0	fähig, die entgegengesetzte Extremposition zu erreichen
1	fähig, den Kopf gut über die Mittellinie, aber nicht in Extremstellung zu bewegen
2	fähig, den Kopf knapp über die Mittellinie zu bewegen
3	fähig, den Kopf zur Mittellinie hin, aber nicht über die Mittellinie hinaus zu bewegen
4	kaum fähig, den Kopf über die abnorme Stellung hinaus zu bewegen
F. Zeit (bis zu 60 s), die der Patient den Kopf innerhalb von 10° der Neutralstellung ohne Zuhilfenahme von Tricks halten kann (Mittel aus zwei Versuchen)	
0	> 60 s
1	46-60 s
2	31-45 s
3	16-30 s
4	< 15 s
Gesamtschweregrad = Summe von A bis F (maximal 35 Punkte)	

Skala nach Tsui

A. Bewegungsamplitude	
Rotation	
0	fehlend
1	bis 15°
2	15-30°
3	> 30°
Kippung	
0	fehlend
1	bis 15°
2	15-30°
3	> 30°
Ante-/Retro	
0	fehlend
1	leicht
2	mäßig
3	schwer
kombinierter Score = A	
B. Dauer der Bewegung	
1	intermittierend
2	konstant
C. Schulterelevation	
0	fehlend
1	leicht und intermittierend
2	leicht und konstant oder schwer und intermittierend
3	schwer und konstant
D. Tremor	
Schweregrad	
1	leicht
2	schwer
Dauer	
1	gelegentlich
2	kontinuierlich
Gesamtschweregrad = (A x B) + C + D (maximal 25 Punkte)	

2.2.5. Hand- und Fußdystonien

Symptomatik

Dystone Verkrampfungen der oberen Extremität sind meist aufgabenspezifisch und treten am häufigsten als **Schreibkrampf** (☞ Abb. 2.12a) auf. Sie werden aber auch bei anderen motorischen Aufgaben wie Spielen eines Musikinstrumentes (z.B. Streichinstrumente, Klavier; "Musikerkrampf"), Schreiben am Computer oder bei bestimmten sportlichen Tätigkeiten (z.B. Golf) beobachtet. Nach Sheehy und Marsden wird der Schreibkrampf klinisch in drei Typen eingeteilt:

- *einfacher Schreibkrampf* (dystone Verkrampfungen lediglich beim Schreiben)
- *dystoner Schreibkrampf* (primär dystone Verkrampfung der Hand bei verschiedenen Tätigkeiten, die sich auch in Form eines Schreibkrampfes äußert) und
- *progressiver Schreibkrampf* (dystone Verkrampfungen treten zunächst nur beim Schreiben auf, später aber auch bei anderen feinmanuellen Tätigkeiten wie Essen, Handarbeit, Zuknöpfen etc.)

Klinisch und elektrophysiologisch (☞ Abb. 2.13) findet man beim Schreibkrampf eine Kokontraktion von antagonistisch wirkenden Muskeln am Unterarm, die je nach Überwiegen einzelner Muskelgruppen zu einer Fehlstellung der Finger oder der Hand beim Schreiben führt. Mitunter sind aber auch proximalere Muskelgruppen incl. des Schultergürtels beteiligt. Typische Erscheinungsbilder sind

- Hyperflexion oder -extension einzelner oder mehrerer Finger,
- Daumenflexion oder -extension,
- Hyperflexion oder -extension im Handgelenk und schließlich
- mannigfaltige Kombinationen dieser Muskelgruppen.

Die zum Teil schmerzhaften Verkrampfungen treten meist gleich nach Beginn des Schreibens auf, können aber auch erst nach einigen Zeilen manifest werden, so daß immer eine längere Schriftprobe erfolgen sollte. Viele Patienten wenden selbsterlernte Tricks an, die eine gewisse Erleichterung des Scheibkrampfes bewirken können, so z.B. eine Modifikation der Stifthaltung, des Schreibgerätes oder Benutzung der gegenseitigen Hand zum Schreiben. Leider tritt der Schreibkrampf im Laufe der Zeit bei etwa 20 % der Betroffenen auch an der primär nicht betroffenen anderen Hand auf. In einigen Fällen kann ein Schreibkrampf zur Kompression des N. medianus und damit zum **Karpaltunnelsyndrom** führen.

Fußdystonien sind relativ selten und kommen isoliert oder im Rahmen generalisierter Dystonien vor. Sie manifestieren sich gerne in Form einer Equinovarusstellung des Fußes (☞ Abb. 2.12b), Hyperflexion der Zehen, Dorsalextension der Großzehe etc. und stellen eine erhebliche funktionelle Beeinträchtigung des Patienten beim Gehen dar.

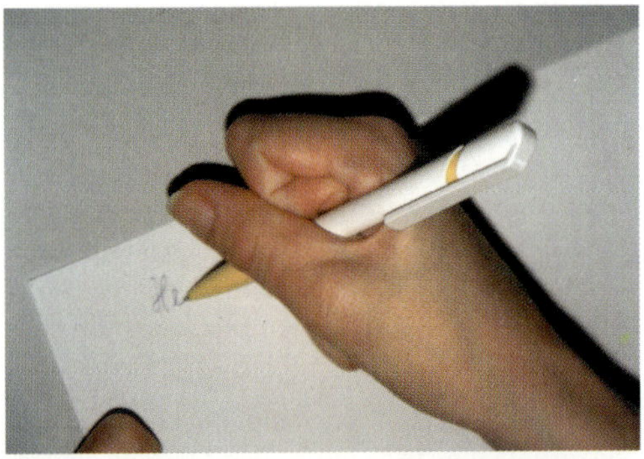

a

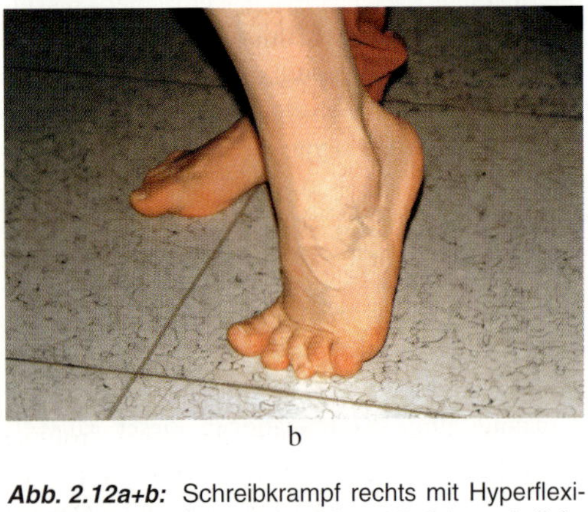

b

Abb. 2.12a+b: Schreibkrampf rechts mit Hyperflexion der langen Fingerbeuger (a) und Fußdystonie links (b) mit Plantarflexion beim Gehen.

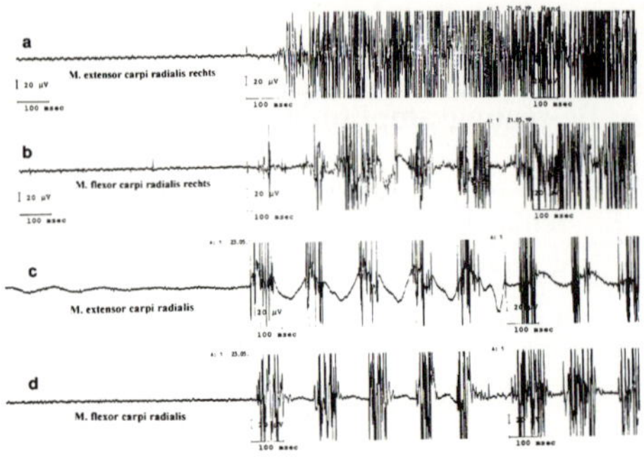

Abb. 2.13: Polymyographische Ableitung vom M. extensor carpi radialis (a, c) und M. flexor carpi radialis (b, d) bei Schreibkrampf (obere beiden Spuren) sowie bei einer Normalperson (untere beiden Spuren). Kokontraktion antagonistischer Muskeln beim Schreibkrampf, Wechselspiel zwischen antagonistisch wirkenden Muskeln im Normalzustand.

Therapie

Die Behandlung mit BoNT/A ist die derzeit sicherlich effektivste Behandlungsform des *Schreibkrampfes*, die aber im Gegensatz zu den klassischen Indikationen wie Blepharospasmus und Tortikollis nur in etwa der Hälfte der Fälle zu einer langfristigen und vom Patienten auch so wahrgenommenen Besserung der Beschwerden führt. Dieses im Vergleich zu anderen Dystonieformen etwas schlechtere Abschneiden beruht einerseits auf der oftmals komplexen Symptomatik des Schreibkrampfes mit Aktivierung verschiedenster Muskelgruppen und andererseits auf der relativ schmalen therapeutischen Breite einer BoNT/A-Behandlung der oberen Extremität, bei der es bereits im unteren bis mittleren Dosisbereich rasch zu funktionell erheblich beeinträchtigenden Paresen der Hand kommen kann. Für eine BoNT/A-Behandlung sind besonders umschriebene Schreibkrämpfe geeignet, die vornehmlich Fingerflexoren oder -extensoren bzw. Handgelenksflexoren oder -extensoren betreffen. Die Wirkdauer einer BoNT/A-Behandlung liegt beim Schreibkrampf meist zwischen 8 und 16 Wochen, gelegentlich ist sie auch länger. Andere Therapieverfahren wie orale Pharmakotherapie, Akupunktur, Biofeedback etc. haben sich in aller Regel als ineffektiv erwiesen und werden kaum zur Therapie eingesetzt. Musikerkrämpfe werden meist nicht primär mit BoNT/A behandelt, da eine auch noch so geringe BoNT/A-induzierte Schwächung einzelner

Muskel	Anzahl der Injektionsstellen	Dysport® (MU)	Botox® (MU)
M. abductor pollicis longus	1	15 - 80	5 - 20
M. extensor pollicis longus	1	15 - 80	5 - 20
M. flexor pollicis longus	1	20 - 80	5 - 20
M. extensor digitorum communis	1	15 - 60	5 - 20
M. extensor indicis	1	15 - 60	5 - 20
M. flexor digitorum profundus	2 - 3	30 - 120	10 - 30
M. flexor digitorum superficialis	2 - 3	30 - 120	10 - 30
M. extensor carpi radialis	2	40 - 150	10 - 45
M. extensor carpi ulnaris	2	40 - 150	10 - 45
M. flexor carpi radialis	2	60 - 200	15 - 60
M. flexor carpi ulnaris	2	60 - 200	15 - 60
M. pronator teres	2	40 - 120	10 - 30

Tab. 2.5: Empirische Dosierungsbereiche je Muskel für die Behandlung des Schreibkrampfes.

Muskeln zu einer erheblichen funktionellen Beeinträchtigung der Feinmotorik der Hand führen kann. Das Erlernen anderer Techniken und Strategien hat hier klar den Vorzug, bevor man sich als ultima ratio für BoNT/A entscheidet.

Die BoNT/A-Therapie des Schreibkrampfes setzt von Seiten des Behandlers gute Kenntnisse des klinischen Bildes und seiner Varianten, der anatomischen Gegebenheiten am Arm und elektromyographische Erfahrung voraus. Die Injektion sollte zur exakten Lokalisation des zu injizierenden Muskels und zur Minimierung von Nebenwirkungen ausschließlich unter elektromyographischer Kontrolle erfolgen. Anhand von Schriftproben wird vor der Injektion in erster Linie *klinisch* analysiert, welche Muskelgruppen dominierend für die Fehlstellung verantwortlich sind und somit für eine BoNT/A-Injektion in Frage kommen. Hilfreich können Videodokumentationen und polyelektromyographische Oberflächenableitungen einzelner Muskelgruppen sein, die in Zweifelsfällen noch weitere Information liefern können.

Mitunter ist es schwierig zu entscheiden, ob eine Fehlstellung primär Ausdruck der Dystonie ist oder ob es sich dabei um eine dem Patienten mehr oder minder bewußte Kompensationsbewegung handelt. So führt z.B. eine primär dystone Aktivierung der Fingerstrecker bei manchen Patienten kompensatorisch zu dem klinischen Bild einer Hyperflexion des Daumens oder Zeigefingers beim Schreiben, was fälschlicherweise zu einer Injektion in die Flexoren Anlaß geben könnte. Dies läßt sich im Idealfall voneinander abgrenzen, indem man den Patienten bittet, den Stift nun zwischen dem 3. und 4. Finger zu halten; im Falle einer Dystonie mit primärer Fingerextension kommt es unter diesen Bedingungen ebenfalls zur Streckung der Finger 1 und 2, die entsprechend injiziert werden. Oftmals ist eine Differenzierung zwischen primärer Dystonie und Kompensationsbewegung klinisch nicht möglich, und die Injektion erfolgt probatorisch in den einen oder anderen Muskel.

Die **Injektionsbehandlung** wird in der Regel in mehreren Sitzungen durchgeführt und ist damit für Arzt und Patient zeitaufwendiger als bei den meisten anderen Indikationen. Es hat sich bewährt, die Therapie zunächst mit einer geringen, möglicherweise noch nicht effektiven Dosis zu beginnen, den Therapieerfolg nach jeweils 2 - 4 Wochen zu bewerten und in Abhängigkeit davon zu reinjizieren. Für die Dauertherapie sollten auch beim Schreibkrampf Injektionsintervalle von 3 Monaten und mehr eingehalten werden. Ferner sollten zur Injektion nur wenige, dafür aber deutlich betroffene Muskeln ausgewählt werden. Weist der jeweils injizierte Muskel nach der Erstinjektion noch keine Parese auf, wird nochmals die gleiche oder eine allenfalls diskret höhere Dosis appliziert. Zeichnet sich bereits eine leichte, aber nicht behindernde Parese ohne subjektive Besserung ab, wird eine geringere Reinjektionsdosis (z.B. die Hälfte) verwendet. Bei Auftreten von störenden Paresen wird

Muskel	Anzahl der Injektionsstellen	Dysport® (MU)	Botox® (MU)
M. tibialis posterior	1 - 2	200 - 500	60 - 120
M. flexor digitorum longus	1 - 2	150 - 300	40 - 100
M. extensor hallucis	1 - 2	100 - 400	30 - 100
M. gastrocnemius	2 je Kopf	250 - 700	60 - 150

Tab. 2.6: Empirische Dosierungsbereiche bei Fußdystonien (Dosisangabe je Muskel).

nicht weiter injiziert, bei gutem Ansprechen wird die Therapie erst nach Abklingen des Effektes fortgesetzt. Wurden bis zur Optimierung des Therapiergebnisses mehrere Injektionssitzungen benötigt, so werden alle zukünftigen Behandlungen mit der Gesamtdosis der zum Therapieerfolg führenden Dosen fortgeführt. Mitunter ist im weiteren Verlauf eine weitere Dosisreduktion nötig. Anhaltspunkte zur Dosierung von BoNT/A beim Schreibkrampf sind in Tabelle 2.5 aufgeführt. Zur Injektion kann man den Inhalt einer Viole Dysport® oder Botox® in 2,0 ml 0,9 %iger Kochsalzlösung (anstelle der sonst üblichen höheren Verdünnung in 2,5 ml) lösen, um eine Diffusion des Toxins möglichst gering zu halten.

Die Behandlung von **Fußdystonien** richtet sich nach dem individuellen Befund und wird in der Regel unter elektromyographischer Kontrolle durchgeführt. Richtlinien zur Dosierung von BoNT/A finden sich in Tabelle 2.6. In Abb. 2.14 ist die EMG-kontrollierte Injektion in den M. tibialis posterior, der häufig bei Fußdystonien involviert ist, dargestellt.

Die Wirkdauer ist dem Schreibkrampf ähnlich, gelegentlich kann es nach erfolgreicher Injektion aber auch zu lang anhaltenden beschwerdefreien Intervallen von vielen Monaten kommen. Die Ursache dafür ist unklar. Eine Änderung des motorischen Programms ist denkbar (☞ Kap. 3.1.6.).

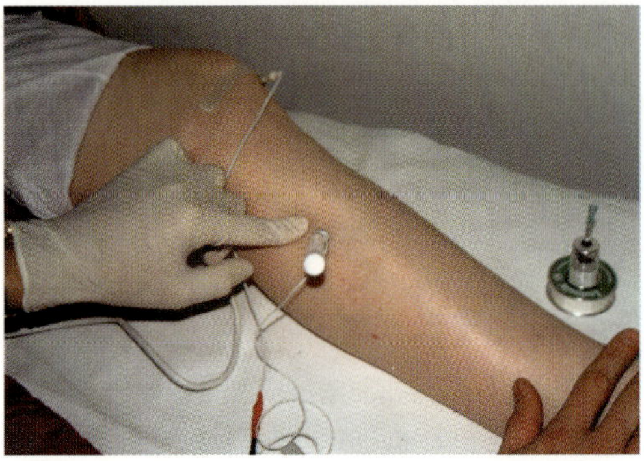

Abb. 2.14: EMG-kontrollierte Injektion des M. tibialis posterior links.

Nebenwirkungen

Von allen Nebenwirkungen der Schreibkrampf-Behandlung wird am meisten das Auftreten behindernder Paresen aufgrund einer zu hohen Initialdosis und die Schwächung benachbart liegender Muskeln durch Diffusion des Toxins gefürchtet. Dieses Risiko läßt sich durch ein behutsames Aufdosieren, die Verteilung der Dosis auf mehrere Injektionsstellen pro Muskel, eine Reduktion des injizierten Volumens und die exakte Injektion über eine EMG-Kanüle reduzieren. Ähnliches gilt für die Behandlung von Fußdystonien, hier ist aber das Auftreten bedeutender Paresen weit weniger häufig.

2.2.6. Rumpfdystonien

Symptomatik

Rumpfdystonien sind relativ seltene dystone Bewegungsstörungen, die oftmals lange Zeit undiagnostiziert bleiben. Das klinische Bild kann sich vielfältig in Form von Skoliosen, Kyphosen, Tortipelvis oder Opisthotonus manifestieren. Nach längerer Dauer der Erkrankung können daraus sekundär fixierte Fehlstellungen resultieren. Vor allem, wenn am Becken ansetzende Muskelgruppen eine dystone Aktivität aufweisen, kann es zu bizarr anmutenden Gang- und Bewegungsstörungen kommen (☞ Abb. 2.15)

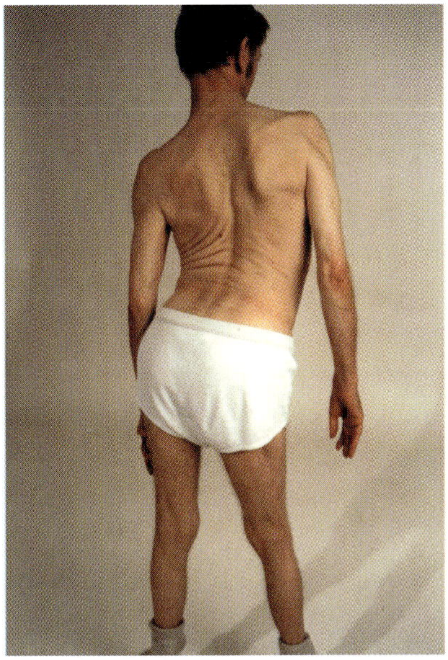

Abb. 2.15: Rumpfdystonie.

Therapie

Die Behandlung von Rumpfdystonien gestaltet sich meist schwierig. Zunächst wird man in jedem Falle einen medikamentösen Therapieversuch unternehmen, der unter Umständen das systematische Austesten verschiedener in Frage kommender Medikamente (z.B. Anticholinergika, Baclofen, L-Dopa, etc.) erfordert. Nur bei relativ umschriebenen Formen von Rumpfdystonie, bei denen die hauptsächlich beteiligten Muskeln gut definiert werden können (z.B. paravertebrale Muskeln bei thorakolumbal betonter axialer Dystonie), ist ein Therapieversuch mit BoNT/A sinnvoll. Die Vorgehensweise und Dosierung von BoNT/A ist individuell sehr unterschiedlich und richtet sich nach dem Schweregrad und der zu injizierenden Region. Es empfiehlt sich, eine Gesamtdosis von 1500 MU Dysport® oder 350 MU Botox® nicht zu überschreiten.

2.2.7. Spasmodische Dysphonie

Symptomatik

Wegen der guten Behandelbarkeit mit BoNT/A ist die **spasmodische Dysphonie**, bei der einzelne laryngeale Muskeln involviert sind, besonders hervorzuheben. Beim häufigeren **Adduktortyp** (> 90 %) findet sich eine gepreßte, monotone Sprache mit verstärkter Anstrengung beim Sprechen. Der **Abduktortyp** (< 10 %) hingegen zeichnet sich durch eine leise, flüsternde Stimme aus. Diagnostik und Therapie von spasmodischen Dysphonien sollten in Zusammenarbeit mit dem Phoniater erfolgen.

Therapie

Die BoNT/A-Therapie der spasmodischen Dysphonie sollte nur von Ärzten durchgeführt werden, die über spezielle Erfahrung mit dieser Behandlungsform verfügen.

- Beim **Adduktortyp** der spasmodischen Dysphonie ist der M. vocalis-Komplex überaktiv und führt durch ein Aneinanderpressen der Stimmlippen zur Verengung der Stimmritze. Die Injektion kann entweder unter EMG-Kontrolle perkutan durch die Membrana cricothyroidea oder unter Sicht endoskopisch transoral in den M. thyroarytaenoideus erfolgen. Grundsätzlich kann die Injektion uni- oder bilateral erfolgen. Meist wird die niedrigdosierte bilaterale Injektion in den M. thyroarytaenoideus bevorzugt. Bei bilateraler Injektion werden je nach Schweregrad 3,5 - 5 MU Dysport® bzw. 1 - 3 MU Botox® pro Seite injiziert. Die Erfolgsquote beträgt bis zu 100 %. Die Wirkdauer liegt meist bei 3 bis 4 Monaten.
- Beim **Abduktortyp** ist die Injektion sehr viel schwieriger durchzuführen, da der betroffene M. cricoarythaenoideus posterior an der Dorsalseite des Larynx liegt. Es erfolgt nur eine einseitige Injektion.

Nebenwirkungen

Die häufigsten Nebenwirkungen einer BoNT/A-Behandlung des Adduktortyps sind passagere Heiserkeit, Sprechen mit erhöhtem Luftverbrauch und Dysphagie, die von mehr als der Hälfte der Patienten berichtet werden. Nach Behandlung des Abduktortyps kann es zum Stridor kommen.

2.2.8. Behandlungskosten von BoNT/A bei Dystonien

Unabhängig vom verwendeten Präparat belaufen sich zur Zeit die jährlichen Behandlungskosten für den Blepharospasmus bzw. Spasmus hemifacialis auf durchschnittlich 1000 ± 500 DM und für die zervikale Dystonie auf etwa 4300 ± 1900 DM.

Botulinumtoxin-Behandlung der Spastizität bei Erwachsenen

Dysport®

3. Botulinumtoxin-Behandlung der Spastizität bei Erwachsenen

3.1. Einleitung

3.1.1. Definition und Symptomatik der Spastizität

Definition

Spastizität wird heute nach Lance als "geschwindigkeitsabhängige Steigerung des muskulären Widerstandes gegen Zug" verstanden. Einige Autoren verstehen unter Spastizität ein klinisches Syndrom mit

- gesteigerten Sehnenreflexen,
- Klonus und
- Flexorspasmen.

Im folgenden soll unter **Spastizität** in einem noch allgemeineren Sinn eine Bewegungsstörung verstanden werden, die im wesentlichen nach einer chronischen Schädigung motorischer corticospinaler Bahnen auftritt und deren klinische Merkmale in Tabelle 3.1 zusammengefaßt sind.

Dieser Auffassung von Spastizität entspricht im angloamerikanischen Sprachraum der Begriff des "upper motor neuron syndrome".

Symptomatik

Durch eine Schädigung der Pyramidenbahn auf verschiedenen Niveaus und Läsionen weiterer Hirn- und Rückenmarksareale kann die Symptomatik einer spastischen Bewegungsstörung sehr komplex sein.

Reflexauffälligkeiten	Störungen der Beweglichkeit	autonome Störungen
Hyperreflexie	• Muskeltonussteigerung	• Blasenentleerungsstörung
gesteigerte Flexorreflexe	• Spasmen	• Darmentleerungsstörung
Klonus	• Paresen	• autonome Dysregulation
Pyramidenbahnzeichen	• Kontrakturen	
Klappmesserphänomen	• Koordinationsstörungen	
	• Synkinesien	

Tab. 3.1: Allgemeine klinische Merkmale der spastischen Bewegungsstörung.

In dem vorliegenden Kapitel werden vor allem der Einfluß von BoNT/A auf die Reflexauffälligkeiten und die Störungen der Beweglichkeit behandelt. Die Behandlung autonomer Störungen im Rahmen eines spastischen Syndroms wie Blasenentleerungsstörungen wird in Kapitel 5. zusammen mit anderen autonomen Störungen abgehandelt.

3.1.2. Ursachen und Häufigkeit einer spastischen Bewegungsstörung

In jedem Lebensalter können

- Traumata
- Tumoren
- Entzündungen oder
- Blutungen

zu einer **Pyramidenbahnschädigung** und zu einer spastischen Bewegungsstörung führen, im höheren Lebensalter überwiegen ischämische Ereignisse. Nicht selten verursachen aber auch kompressive spinale sowie neurodegenerative und metabolische Erkrankungen eine spastische Bewegungsstörung.

> Somit ist die spastische Bewegungsstörung ein häufiges Syndrom, dessen Prävalenz auf 300.000 in der Bundesrepublik geschätzt wird.

Volkswirtschaftlich gesehen hat die spastische Bewegungsstörung eine erhebliche Bedeutung, da viele Patienten nicht nur vorzeitig berentet werden, sondern fortan invalidisiert sind und ständig medizinische Betreuung benötigen, deren Kosten im Schnitt auf 1500 - 6000 DM/Kopf und Jahr geschätzt werden. Dies summiert sich zu einem Gesamtbetrag zwischen 0,45 und 1,8 Mrd DM/Jahr.

3.1.3. Sekundärkomplikationen der spastischen Bewegungsstörung - ein Circulus vitiosus

Das Syndrom der spastischen Bewegungsstörung beinhaltet einen Circulus vitiosus, der in Abb. 3.1 schematisch dargestellt ist. Die der spastischen Bewegungsstörung zu Grunde liegende neuronale Störung führt zu pathologischen Muskelkontraktionen, die eine Fehlstellung der Extremitäten bedingen und über ein dynamisches Stadium in eine fixierte Kontraktur münden können. Fehlstellung und abnorme Muskelkontraktionen führen zu Schmerzen, die wiederum die neuronale Fehlinnervation der Muskeln verstärken. Bei den Kontrakturen, die nach länger andauernden abnormen Muskelanspannungen und Fehlstellungen auftreten, werden Muskel und Gelenke bindegewebig durchbaut.

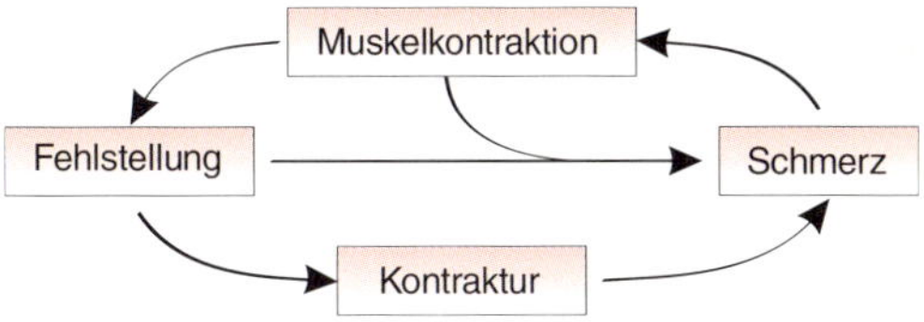

Abb. 3.1: Der Circulus vitiosus der spastischen Bewegungsstörung.

3.1.4. Therapeutische Möglichkeiten zur Behandlung von spastischen Bewegungsstörungen

Therapeutische Maßnahmen, die hemmend in den Circulus vitiosus der spastischen Bewegungsstörung eingreifen, führen zu einer Reduktion der Spastizität und werden von den Patienten als lindernd empfunden, ganz gleich an welcher Stelle sie ansetzen. Tabelle 3.2 faßt die etablierten Therapieverfahren bei der spastischen Bewegungsstörung zusammen.

Konventionelle Therapie spastischer Bewegungsstörungen	
Beseitigung der Ursache der Spastik	Tumor, Entzündung, Blutung etc.
Physiotherapie	z.B. Bobath/Voita
physikalische Maßnahmen	Kälte, Wärme, Massagen, Bewegungen
orale Antispastika	Baclofen, Tizanidin, Memantine
intrathekale Gabe von Antispastika	Baclofen
orthopädische Maßnahmen	Orthesen, Gipsverbände, Gipsschienen
chirurgische Maßnahmen	Weichteiloperationen, knöcherne Operationen
Neurolysen	operativ, Injektionen mit Alkohol oder Phenol (5%)

Tab. 3.2: Konventionelle Therapiestrategien zur Behandlung der spastischen Bewegungsstörung.

Mit Hilfe der zur Verfügung stehenden antispastischen Medikamente wird die neuronale Fehlschaltung gehemmt. Die physikalischen und physiotherapeutischen Maßnahmen wirken auf Muskeln und Gelenkstellungen und somit auf die Afferenzen ein, um auf diese Weise eine Reduktion der Muskelanspannung zu bewirken. Orthesen, Gipsverbände und -schienen sollen Fehlstellungen vermeiden bzw. günstig beeinflussen, operative Maßnahmen Fehlstellungen korrigieren. Die Schädigung peripherer Nerven durch Injektionen von Alkohol- oder Phenollösungen hat seit Einführung der Botulinumtoxin-Therapie in Europa weitgehend an Bedeutung verloren, Phenolinjektionen sind jedoch in den USA recht weit verbreitet. Phenolinjektionen an motorischen Nerven oder weiter distal am *"motor point"* können durchaus zu einem guten Therapieeffekt führen (Adduktoren, M. biceps brachii), die Behandlung ist jedoch mitunter sehr zeitaufwendig. Untersuchungen zur Langzeitanwendung liegen bislang nicht vor.

3.1.5. Botulinumtoxin in der Behandlung der spastischen Bewegungsstörung

3.1.5.1. Wirkprinzip

BoNT/A wird seit 1989 zur Therapie der Spastik eingesetzt. BoNT/A greift an mehreren Stellen in den Circulus vitiosus der spastischen Bewegungsstörung ein. Das wesentliche Prinzip ist eine Reduktion der muskulären Hyperaktivität, wodurch Fehlstellungen und Schmerzen und somit auch die Bewegungsstörung günstig beeinflußt werden. BoNT/A wirkt sowohl an extra- wie intrafusalen Muskelfasern, so daß sich daraus auch eine Modulation des afferenten neuronalen Rückstromes aus der betroffenen Muskulatur ergibt und so die spastische Bewegungsstörung möglicherweise zusätzlich reduziert wird.

3.1.5.2. Auswahl geeigneter Patienten

Voraussetzungen

Vor jeder Behandlung mit BoNT/A muß sich der Anwender darüber im Klaren sein, ob der Patient die notwendigen Voraussetzungen für eine BoNT/A-Behandlung erfüllt, welche Ziele erreicht werden sollen oder überhaupt erreichbar sind und ob Befunde vorliegen, die einen Therapieerfolg von vornherein unwahrscheinlich machen.

Allgemein gültige **Voraussetzungen** für eine BoNT/A-Behandlung sind:

- umschriebene Problematik
- konventionelle Therapie unbefriedigend
- Zielmuskeln gut identifizierbar
- antagonistische Muskeln ausreichend kräftig.

Die Behandlung mit BoNT/A ist aus Gründen der begrenzt injizierbaren Gesamtdosis und der Behandlungskosten primär bei relativ umschriebenen Formen der Spastizität der oberen und unteren Extremität sinnvoll. Dies schließt nicht aus, daß eine BoNT/A-Behandlung auch bei ausgedehnter Spastik in Kombination mit anderen Therapieoptionen (z.B. intrathekale Baclofen-Gabe) durchgeführt werden kann. Vor allem im Hinblick auf eine funktionelle Besserung sollten die antagonistischen Muskeln (z.B. Fingerextensoren bei Spastik der langen Fingerbeuger oder Fußheber bei Spitzfußstellung) noch ausreichend Kraft entfalten können, um nach Reduktion der Kraft des Gegenspielers ihre Funktion zumindest teilweise wieder aufnehmen zu können.

Ziel der Behandlung

Das **Behandlungsziel** kann sehr unterschiedlich sein und richtet sich nach der individuellen klinischen Symptomatik und den speziellen Erfordernissen des Patienten. Eine Behandlung mit BoNT/A kann aus folgenden Gründen indiziert sein:

- Schmerzlinderung
- Verbesserung von Pflege und Hygiene
- Verbesserung einer motorischen Funktion
- Verbesserung bestehender, aber noch nicht fixierter Kontrakturen
- Vermeidung von Kontrakturen.

Erfahrungsgemäß läßt sich bei den meisten Patienten nach BoNT/A-Injektion in den jeweils betroffenen Muskel eine Schmerzlinderung relativ zuverlässig erreichen. Wahrscheinlich werden intramuskuläre Schmerzrezeptoren nach Botulinumtoxin-Injektionen deutlich weniger angesprochen. Ein ähnlich gutes Ansprechen gilt auch für eine Injektion aus rein pflegerischen oder hygienischen Gründen. Eine funktionelle Verbesserung ist sowohl für die obere als auch untere Extremität möglich, jedoch nur in ausgewählten Fällen erreichbar. Mitunter kann es aufgrund des klinischen Untersuchungsbefundes schwierig zu entscheiden sein, ob eine Kontraktur bereits fixiert ist oder doch noch eine dynamische Kontraktur vorliegt. In diesen Fällen hat sich die probatorische BoNT/A-Injektion bewährt, sofern man nicht auf aufwendigere diagnostische Methoden (z.B. Kurznarkose, Plexusblockade, etc.) zurückgreifen möchte. Nach aller Erfahrung wird die Ausprägung einer Kontraktur aber klinisch eher über- als unterschätzt.

Ausschlußkriterien

Eine Behandlung mit BoNT/A sollte nicht durchgeführt werden bei:

- fixierten Kontrakturen, knöchernen Deformitäten
- Gerinnungsstörungen, Antikoagulantien (cave bei markumarisierten Querschnittpatienten)

- allgemein gültigen Kontraindikationen gegen BoNT/A (☞ Kap. 1.5.)

3.1.5.3. Wahl des Behandlungszeitpunktes

Therapiert werden sollte, bevor Kontrakturen eingetreten sind und wenn die oben aufgeführten konventionellen Therapien zu keinem befriedigenden Ergebnis geführt haben, wobei die Toleranz des einzelnen Patienten sicher eine wesentliche Rolle spielt. Entsprechend früh oder spät wird es zu einem Einsatz von Botulinumtoxin kommen. Sichere Erfahrungen oder Studien, wann der Einsatz von Botulinumtoxin optimalerweise erfolgen sollte, liegen nicht vor. Die in der Literatur zu findende Aussage, daß eine mehr als ein Jahr bestehende Spastik schlechter auf die Behandlung mit BoNT/A anspricht als eine kürzerbestehende Symptomatik, konnte von anderen Studien nicht belegt werden. Solange keine Kontrakturen eingetreten sind, scheint die Dauer der Spastik keine wesentliche Rolle zu spielen. Kontrakturen können sich aber im Einzelfall recht rasch ausbilden, so daß der optimale Injektionszeitpunkt auch nicht verpaßt werden darf.

3.1.5.4. Dokumentation des Therapieerfolges

Nach jeder Behandlung mit BoNT/A muß man sich die kritische Frage stellen, ob die Injektion auch zu dem gewünschten Erfolg geführt hat und das gesteckte Behandlungsziel erreicht wurde. Zur Beurteilung eines Therapieergebnisses gibt es verschiedene Möglichkeiten. Im klinischen Alltag sind vor allem relativ einfache und schnell durchführbare Tests gefragt. Von den meisten Anwendern und in zahlreichen Studien wird deshalb die (modifizierte) Ashworth-Skala benutzt, mit der man relativ einfach den Grad der Spastizität einstufen kann.

Leider sagt eine Besserung des Ashworth-Scale nach BoNT/A-Therapie nicht unbedingt etwas über eine für den Patienten auch faßbare Verbesserung oder sogar einen funktionellen Gewinn aus. Einen relativ sensitiven Parameter stellt die Gradmessung der aktiven und passiven Gelenkbeweglichkeit vor und nach Injektionsbehandlung dar. Schmerzen und deren Besserung nach BoNT/A können seitens des Patienten an Hand einer Schmerzskala (0-100; 0 = kein Schmerz, 100 = maximaler Schmerz) eingeschätzt werden. Zur Beurteilung eines funktionellen Gewinns können beispielsweise Stecktests (z.B. 9 hole-peg-board test), Geschwindigkeit repetitiver Bewegungen (obere Extremität) oder Messung von Gehstrecke/-geschwindigkeit, Schrittzahl pro Zeiteinheit etc. (untere Extremität) herangezogen werden. Die Gestaltung derartiger Tests ist letztlich individuell sehr unterschiedlich, da die klinische Präsentation von Patient zu Patient erheblich variieren kann. Schließlich ist die Videodokumentation des Befundes vor und nach BoNT/A eine wertvolle Ergänzung.

3.1.5.5. Studien zur Behandlung der Spastizität mit BoNT/A (Auswahl)

In Tabelle 3.3 sind einige frühe Arbeiten zur Spastikbehandlung mit BoNT/A und deren Ergebnisse aufgelistet (Auswahl).

Diese größtenteils offenen und an kleinen Patientenkollektiven durchgeführten Studien belegen übereinstimmend den günstigen Effekt von BoNT/A bei Spastizität und zeigen schon die wichtigsten Einsatzgebiete von BoNT/A bei spastischen Bewegungsstörungen auf:

- die Behandlung des spastischen Ober- und Unterarmes
- die Behandlung des spastischen Spitzfußes
- die Behandlung der Adduktorenspastik.

Ernsthafte Nebenwirkungen waren nicht zu verzeichnen. Diese ersten Arbeiten wurden in den folgenden Jahren durch mehrere größere und aufwendigere Studien zur BoNT/A-Behandlung bei Spastizität der oberen und unteren Extremität in ihrer Aussage bestätigt (Tab. 3.4).

3.1.6. Das Konzept der Plastizität im sensomotorischen System

Für das Verständnis der Pathogenese von Bewegungsstörungen liefern die Behandlungserfolge bei der Spastik einige interessante Aspekte. Es ist bemerkenswert, daß bei Kindern mit pathologischem Zehenspitzengang mitunter eine einzige Injektion (und eventuell das begleitende kurzfristige Tragen einer Schiene) ausreicht, um ein normales Gangmuster bleibend zu induzieren. Ferner ist bemerkenswert, daß fast ein Viertel der Patienten,

Autor	Studie
Das TK, Park DM. Botulinum toxin in treating spasticity. *Br J Clin Pract 1989; 43:401-403*	**n = 8**. Injiziert wurden obere Extremitäten mit vorwiegender Flexorenspastik. Beobachtet wurde eine Reduktion des Muskeltonus und eine Verbesserung im Alltagsgebrauch der Arme. Keine wesentlichen Nebenwirkungen. Injiziert wurden 800 MU Dysport®.
Snow et al. Treatment of spasticity with botulinum toxin: a double-blind study. *Ann Neurol 1990;28:512 - 515*	**n = 9**. In dieser Doppelblindstudie wurden Patienten mit Multipler Sklerose mit Adduktorenspastik behandelt. Beobachtet wurde eine signifikante Verbesserung der Spastik und der Pflegemöglichkeit. Keine Nebenwirkungen. 400 MU Botox® wurden injiziert.
Memin et al. Effects of botulinum toxin on spasticity. *Rev Neurol 1992;148:212 - 214*	**n = 8**. Obere und untere Extremitäten wurden injiziert. Die Spastizität wurde in allen Patienten gebessert. Von den 6 Patienten mit Schmerzen stellte sich bei 5 eine Besserung ein. Der Injektionseffekt dauerte bis zu 5 Monate an. Keine Nebenwirkungen. Variable Dosen. Doppelblindstudie empfohlen!
Dengler et al. (1992) Local botulinum toxin in the treatment of spastic drop foot. *J Neurol 239: 373 - 378*	**n = 10**. Behandelt wurde der spastische Spitzfuß. Es besserte sich die Spastik bei 8 von 10 Patienten. Der passive Bewegungsumfang der Pronation verbesserte sich bei 9 Patienten. Außer Schwäche in den injizierten Muskeln keine systemische Nebenwirkungen, mittl. Dosis 920 MU Dysport®.
Hesse et al. (1992) Botulinum toxin therapy for upper limb flexor spasticity: preliminary results. *J Rehab Sci 4: 98 - 101*	**n = 9**. Bei dieser Dosisfindungsstudie wurden die Flexoren der oberen Extremität mit Dosen zwischen 200 und 1600 MU Dysport® behandelt. Veränderungen in der Ashworth-Skala fanden sich bei Dosen oberhalb 1000 MU. Unter 800 MU fanden sich kaum Veränderungen in den verwendeten Funktionsskalen. Die Hygiene der Hand war bei Dosen über 800 MU Dysport® erleichtert.

Tab. 3.3: Ergebnisse von frühen Arbeiten zur Behandlung der spastischen Bewegungsstörung mit BoNT/A.

Autor	Studie
Dunne et al. Treatment of chronic limb spasticity with botulinum toxin A. *J Neurol Neurosurg Psychiatry 1995;58: 232 - 235*	**n = 40**. Injiziert wurden 13 Patienten mit einer mittel- bis sehr schweren Spastik der oberen und 27 Patienten mit einer mittel- bis sehr schweren Spastik der unteren Extremität. 34 Patienten wiesen eine Verbesserung der Gelenkstellung auf. Bei 31 war eine Vergrößerung des passiven Bewegungsumfanges festzustellen. 28 von 31 Patienten wiesen eine Schmerzreduktion und 16 eine Funktionsverbesserung auf. Abgesehen von lokalen Infektionen keine Nebenwirkungen. Gespritzt wurden 70 - 270 MU Botox® an der oberen und 100 - 500 MU Botox® an der unteren Extremität.
Pierson et al. Botulinum toxin A in the treatment of spasticity: functional implications and patient selection. *Arch Phys Med Rehabil 1996;77: 717 - 721*	**n = 39**. Injiziert wurden 23 obere und 17 untere spastische Extremitäten verschiedener Genese. Bei 29 Patienten wurde eine subjektive und objektive Verbesserung festgestellt. Im Mittel wurde die Spastik um einen Punkt auf der Ashworth-Skala verbessert. Der aktive Bewegungsumfang nahm um 17, der passive um 18 Grad zu. 10 von 13 Patienten berichteten eine Schmerzreduktion. Nebenwirkungen wurden nicht berichtet. Der positive Behandlungseffekt hielt genauso lange wie bei Dystonien an. Im Mittel wurden 180 MU Botox® pro Extremität injiziert.

Tab. 3.4: Ergebnisse neuerer Arbeiten zur Spastizität mit größeren Patientenkollektiven.

deren spastische Bewegungsstörung der oberen Extremität mit Botulinumtoxin behandelt wurde, eine Verbesserung des Gangbildes berichtet, daß umgekehrt eine Botulinumtoxininjektion wegen spastischer Bewegungstörung der unteren Extremität auch zu Verminderung der Spastik der oberen Extremität führen kann und daß bei Injektionen in die distale Muskulatur sich auch häufig die Spastik in der proximalen Muskulatur bessert.

Dies weist darauf hin, daß es sich bei der Spastik um eine komplexe Störung der sensomotorischen Integration handelt, die durch die Injektion von Botulinumtoxin ganz wesentlich beeinflußt werden kann, so daß sich andere Gang- und Greifmuster wieder etablieren können, die von der Spastik "überdeckt" waren. Dies ist auch ein besonderer Aspekt von Plastizität: auf die Veränderungen in der Peripherie reagiert das zentrale Nervensystem mit einer anderen Bewegungsstrategie. Somit hilft die genaue Analyse des Effektes von Botulinumtoxininjektionen auf Bewegungsabläufe, die Arbeitsweise des ZNS zu verstehen.

3.2. BoNT/A-Behandlung der Spastizität der oberen Extremität im Erwachsenenalter

3.2.1. Symptomatik und Probleme der spastischen Bewegungsstörung der oberen Extremität

Bei der klinischen Untersuchung einer spastischen oberen Extremität findet sich ein deutliches Überwiegen des Tonus der Flexoren, woraus sich bereits die wesentlichen Zielmuskeln der BoNT/A-Behandlung ergeben. Typisch für die spastische Bewegungsstörung der oberen Extremität sind

- eine leichte Innenrotation und Adduktion des Oberarmes,
- eine Beugung des Unterarmes mit Pronation,
- eine Flexion der Hand und der Finger sowie
- eine Flexion und Adduktion des Daumens.

Aktive Bewegungen im Ellenbogen- und Handgelenk sind nur sehr mühsam und langsam, in vielen Fällen überhaupt nicht möglich. Individuelle Fingerbewegungen können nur in seltenen Fällen noch ausgeführt werden. Häufig ist die Hand fest zusammengeballt. Ein solcher Fall ist exemplarisch vor und nach Behandlung mit BoNT/A in Abb. 3.2a+b dargestellt.

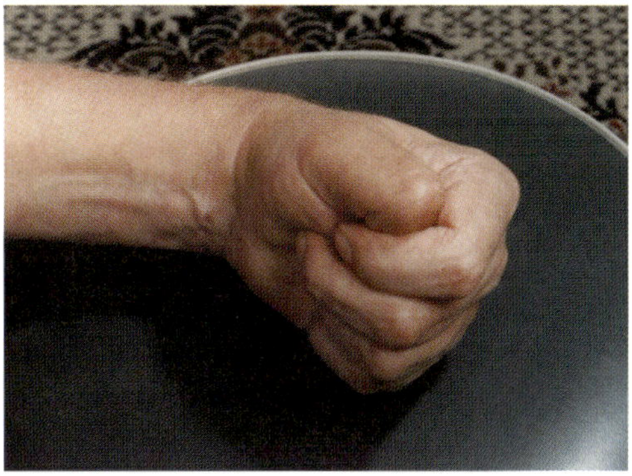

a

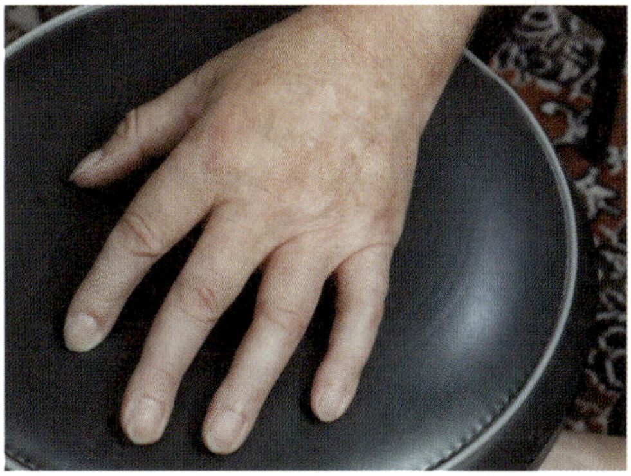

b

Abb. 3.2a+b Funktionelle Verbesserung einer spastischen oberen Extremität mit Flexion der langen Fingerbeuger: Befund vor (a) und nach Behandlung mit BoNT/A (b). Nach Injektion läßt sich die Hand (aktiv und passiv) gut öffnen.

Die Spastizität der oberen Extremität ist zum einen natürlich funktionell beeinträchtigend, viele Patienten erleben den angebeugten Unterarm aber auch als erheblich stigmatisierend, da auf große Entfernung die abnorme Armhaltung erkannt wird. In funktioneller Hinsicht stellen der stark flektierte Unterarm und die stark flektierte Hand eine wesentliche Behinderung für das An- und Auskleiden dar. Die durch starke Finger- und Daumenflexion geschlossene Hand kann sich auch zu einem pflegerischen Problem entwickeln, da das Schneiden der Nägel und die Reinigung der Interdigitalräume und Handinnenflächen beeinträchtigt ist und sich Pilz- und bakterielle Infektionen einstellen können. Darüberhinaus führt eine chronische Druckeinwirkung auf die Haut zu Mazerationen z.B. im Bereich der Fingerkuppen oder der Ellenbeuge, die aufgrund der assoziierten Schmerzen die Spastizität zudem verstärken. Der Erhalt der passiven Handöffnung stellt ein wesentliches Ziel der physikalischen und krankengymnastischen Bemühungen dar.

Hygienische Probleme der Achselpflege z.B. bei Tetraspastik im Rahmen von apallischen Syndromen sind im Vergleich zu ähnlichen Problemen bei der Fingerflexoren-Spastik eindeutig seltener, können aber für entsprechende Versorgungszentren wie auch für die häusliche Pflege der Patienten ein durchaus relevantes Problem darstellen. Auch hier kann sich eine BoNT/A-Behandlung anbieten.

3.2.2. Auswahl geeigneter Muskeln mit BoNT/A-Dosierung

Da die Spastizität der oberen Extremität vornehmlich die Flexoren betrifft, stellen diese auch die Zielmuskeln einer Injektionsbehandlung dar. In Tabelle 3.5 sind Dosierungen für einzelne Muskeln sowohl für das Präparat Dysport® als auch das Präparat Botox® angegeben. Es handelt sich bei den angegebenen Dosierungen um Richtwerte, die sich auf persönliche Erfahrung der Autoren und Literaturangaben stützen. Unsere Empfehlung ist, aus Gründen der Verträglichkeit, der Kostensenkung und evtl. Vermeidung einer beschleunigten Antikörperbildung eine Gesamtdosis von 1500 MU Dysport® bzw. 350 MU Botox® für die obere Extremität nicht zu überschreiten. Diese Maximaldosierung reicht in aller Regel aus.

> Es empfiehlt sich, zur Injektion möglichst dünne Nadeln zu verwenden, um einerseits die Entstehung größerer Hämatome zu vermeiden, andererseits aber auch zu verhindern, daß das Toxin durch den Stichkanal wieder aus dem Muskel entweicht und somit der Effekt der Behandlung reduziert wird.

Die Wirkdauer einer BoNT/A-Behandlung beträgt im Schnitt 2 bis 3 Monate und hängt offensichtlich auch von der injizierten Dosis ab. Dementsprechend unterschiedlich sind auch die beobachteten und in der Literatur mitgeteilten Wirkungsdauern einer Injektion und das empfohlene Reinjektionsintervall. Mitunter beobachtet man aber auch, daß, insbesondere nach erfolgreicher einmaliger Injektion der langen Fingerbeuger mit ausreichender Wiederherstellung der Handfunktion, Reinjektionen nicht erforderlich sind und das erreichte Ergebnis durch ständige Benutzung der Hand langfristig gehalten werden kann. Ähnliches ist auch aus der Neuropädiatrie nach einmaliger erfolgreicher Behandlung eines Spitzfußes bekannt (☞ Kap. 4.3.1.)

Muskel	Anzahl der Injektionsstellen	Dosis Dysport® (MU)	Dosis Botox® (MU)
M. biceps brachii	4 (2 je Kopf)	200 - 400	50 - 100
M. brachialis	2	200 - 400	50 - 100
M. brachioradialis	2	200 - 400	50 - 100
M. flex. carpi radialis	2	100 - 300	25 - 75
M. flex. carpi ulnaris	2	100 - 300	25 - 75
M. flex. dig. profundus	2 - 3	100 - 300	25 - 75
M. flex. dig. superficialis	2 - 3	100 - 300	25 - 75
M. flexor pollicis longus	2	100 - 200	25 - 50
M. adductor pollicis (Thenar)	1	100	25
M. deltoideus	3	300 - 600	75 - 150
M. pectoralis major	3 - 4	500 - 800	125 - 200
maximale Gesamtdosis		1500	350
empfohlene Verdünnungen		2,5 - 5 ml/500 MU	2,5 - 5 ml/ 100 MU

Tab. 3.5: Auflistung einzelner Muskeln der oberen Extremität mit den empfohlenen Dosierungsbereichen für Dysport® und Botox® (je Muskel).

Von mehreren Gruppen wird berichtet, daß die Compliance bei den erwachsenen Spastikpatienten deutlich geringer sei als bei den Dystoniepatienten. Der Grund dafür dürfte darin liegen, daß bei der Spastik im Vergleich zur Dystonie deutlich geringere Funktionsverbesserungen erzielt werden. Dies deckt sich auch mit unserer Erfahrung. Anders ist dies bei Patienten mit Schmerzen. Da die Schmerzen auf die Injektionsbehandlung sehr gut ansprechen, ist bei dieser Untergruppe von Spastikpatienten die Compliance sehr gut. Dies gilt auch für Patienten mit einer schmerzhaften Spastik der unteren Extremität.

3.2.3. Injektion unter EMG-Kontrolle

Ob man mit oder ohne Elektromyogramm injizieren soll, scheint eine ständige Kontroverse unter den Experten zu sein und zu bleiben. Im Gegensatz zu den fokalen Dystonien des Unterarmes wie dem Schreibkrampf, bei denen sich oftmals nach Injektionen einzelner Muskeln eine verbesserte Funktionalität der Hand erreichen läßt, ist bei vielen Patienten mit einer spastischen Hand keine wesentliche funktionelle Besserung mehr zu erreichen, da durch das neurologische Defizit die selektive Ansteuerung von Muskeln gestört ist. Eine Ausnahme mögen Patienten mit lakunären Infarkten im Bereich der inneren Kapsel mit Beteiligung der Basalganglien sein, die ein Mischbild aus Spastik und symptomatischer Dystonie aufweisen. Für den Therapieerfolg ist daher bei der Spastik in den meisten Fällen im Gegensatz zur fokalen Dystonie eine hohe Selektivität der Injektion keineswegs eine conditio sine qua non. Vielmehr sollte es Ziel der Injektion sein, möglichst viel Toxin streng intramuskulär in spastische Muskeln zu applizieren. Injektionen in einen bereits bindegewebig umgebauten Muskelanteil sind sicher wenig effizient. Wenn also Injektionsnadeln zur Verfügung stehen, mit denen die parallele Registrierung eines EMGs möglich ist, läßt sich dieser Aufwand rechtfertigen, um nicht unnötig Toxin in wenig aktive Areale zu verschwenden. Den M. biceps brachii, M. brachioradialis oder Handgelenksflexoren injizieren wir meist ohne parallele EMG-Registrierung, die langen Fingerbeuger aus genannten Gründen eher mit EMG.

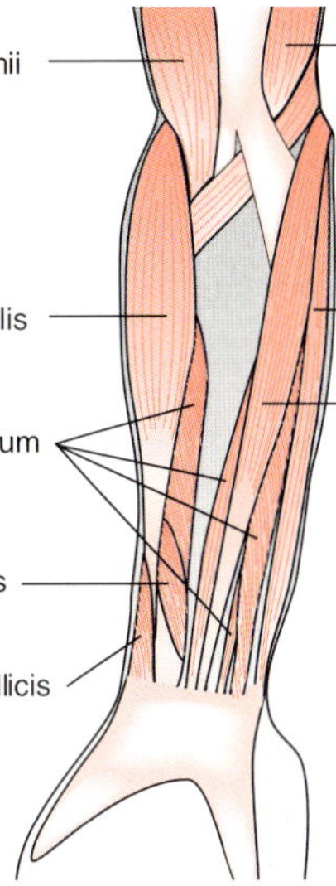

Abb. 3.3: Anatomie der am Unterarm gelegenen Flexoren.

3.2.4. Bisherige Behandlungsergebnisse

In Tabelle 3.6 sind zwei neuere Studien zur BoNT/A-Therapie der oberen Extremität aufgeführt.

Somit stimmen ältere und neuere Studien darin überein, daß durch BoNT/A die Spastizität der oberen Extremität in vielen Fällen effektiv und sicher behandelt werden kann. Es liegen keine Erfahrungen vor, ob bei frühzeitigem Einsatz von Botulinumtoxin auf Dauer niedrigere Erhaltungsdosen verwendet werden können.

Häufig wird man auf eine Kombination einer Injektionsbehandlung mit konventioneller Therapie zurückgreifen. Von mehreren Arbeitsgruppen wird berichtet, und dies deckt sich mit den eigenen Erfahrungen, daß Physiotherapie in Kombination mit einer BoNT/A-Behandlung effektiver und intensiver durchgeführt werden kann, Orthesen besser toleriert werden und der Behandlungseffekt länger anhält.

Autor	Studie
Bhakta BB et al. Use of botulinum toxin in stroke patients with severe upper limb spasticity. *J Neurol Neurosurg Psychiatry 1996;61:30-35*	**n = 17**. Injiziert wurden der M. biceps br., M. flexor carpi ulnaris und die Fingerflexoren. Bei 14 von 17 Patienten trat eine funktionelle Verbesserung ein. Die Handhygiene verbesserte sich ebenfalls bei 14 von 17 Patienten. Schmerzen im Schultergelenk verbesserten sich bei 6 von 9, Schmerzen im Handgelenk bei 5 von 6 Patienten. Es waren z.T. erhebliche Verbesserungen des passiven Bewegungsumfanges im Schulter-, Ellenbogen- und Handgelenk zu verzeichnen. Vor Injektion wiesen 14 von 17 Patienten eine geschlossene Hand auf, nach der Injektion nur noch 4 Patienten. Keine wesentlichen Nebenwirkungen. Injiziert wurden 400 - 1000 MU Dysport® oder 100 - 200 MU Botox®.
Simpson et al. Botulinum toxin type A in the treatment of upper extremity spasticity: a randomized, double-blind, placebo-controlled trial. *Neurology 1996;46:1306-1310*	**n = 39**. In dieser Doppelblindstudie wurden der M. biceps br., M. flexor carpi radialis und M. flexor carpi ulnaris mit 3 verschiedenen Dosen Botox® injiziert: 75, 150 und 300 MU. Eine signifikante Verbesserung auf der "Global assessment of response for treatment"-Skala für Arzt und Patient und eine signifikante Reduktion der Spastik nach der Ashworth-Skala war nur für die Gruppe der mit 300 MU behandelten Patienten 4 und 6 Wochen nach Injektion nachweisbar. Nach 10 und 16 Wochen war auch in dieser Gruppe der Behandlungseffekt nicht mehr signifikant im Vergleich zur Plazebogruppe.

Tab. 3.6: Ergebnisse neuerer Studien zur Behandlung der spastischen Bewegungsstörung der oberen Extremität mit BoNT/A.

3.3. BoNT/A-Behandlung der Spastizität der unteren Extremität im Erwachsenenalter

3.3.1. Die Behandlung des spastischen Spitzfußes mit BoNT/A

3.3.1.1. Symptomatik des spastischen Spitzfußes

Die häufigste Indikation für den Einsatz von Botulinumtoxin an der unteren Extremität ist der spastische Spitzfuß. Bei der klinischen Untersuchung findet sich ein deutliches Überwiegen der funktionellen Strecker. Typisch ist das leicht innenrotierte, im Kniegelenk gestreckte Bein mit stark plantar flektiertem, z.T. erheblich innenrotiertem, supiniertem Fuß. Häufig sind dabei die Zehen flektiert, so daß der Patient vorwiegend auf dem vorderen Fußaußenrand auftritt.

Durch die Spitzfußstellung ist die Gefahr des Hängenbleibens und Umknickens gegeben, so daß die Patienten als Vermeidungsstrategie eine Zirkumduktion des gesamten Beines durchführen. Eine Verbesserung der aktiven Fußstellung wird von den Patienten als wesentlicher Therapieerfolg registriert.

3.3.1.2. Auswahl geeigneter Muskeln mit BoNT/A-Dosierung

Tabelle 3.7 gibt eine Zusammenstellung mit verschiedenen Muskeln des Unterschenkels und deren Dosierung, die wiederum nur Erfahrungswerte darstellen und im Einzelfall modifiziert werden können.

Bei der Behandlung des spastischen Spitzfußes stellt sich die Frage, ob die Injektion tiefer gelegener Muskeln (M. soleus) zusätzlich zur Injektion des M. gastrocnemius einen Vorteil bietet. Die motorischen Einheiten im M. gastrocnemius entladen im Normalfall höherfrequent als diejenigen im M. soleus und haben damit einen höheren Umsatz von Acetylcholin. Deshalb wäre zu erwarten, daß die Injektion des M. gastrocnemius effektiver wäre als die des M. soleus.

Trotzdem zeigte eine hierzu durchgeführte klinische Studie, daß sowohl mit einer selektiven Injektion des M. gastrocnemius wie auch mit einer des M. soleus eine gute Besserung des spastischen Spitzfußes zu erzielen war. Ein signifikanter Un-

Muskel	Anzahl der Injektionsstellen	Dosis Dysport® (MU)	Dosis Botox® (MU)
M. soleus	2	400 - 700	100 - 200
M. gastrocnemius	4 (2 je Kopf)	400 - 700	100 - 200
M. tibialis posterior	2	300 - 500	75 - 150
M. flex. dig. longus	2	200 - 400	50 - 100
M. tibialis anterior	3	300 - 800	75 - 200
M. extensor hallucis	3	300 - 800	75 - 150
maximale Gesamtdosis		1500	400
empfohlene Verdünnungen		2,5 - 5 ml/500 MU	2,5 - 5 ml/ 100 MU

Tab. 3.7: Einzelne Muskeln der unteren Extremität, die an der Spitzfußbildung beteiligt sein können, mit Dosierungsbereich für Dysport® und Botox® (je Muskel).

terschied ließ sich durch die Messung des Bewegungsumfanges im Bereich des Sprunggelenkes und der Ashworth-Skala nicht feststellen. Subjektiv wurde aber die Injektion des M. soleus als effektiver empfunden als die des zweigelenkig wirkenden M. gastrocnemius.

Es mag überraschen, daß manche Autoren empfehlen, auch Extensoren zu injizieren. Dies liegt zum einen daran, daß sich bei extremen Gelenkstellungen auch Extensoren (z.B. M. tibialis anterior) funktionell an der Fußflexion beteiligen können. Darüberhinaus handelt es sich bei der Spastik um eine komplexe Störung der sensomotorischen Integration, die durch die Wirkung von Botulinumtoxin auf die Muskelspindeln ganz wesentlich beeinflußt werden kann. Die Injektion der Extensoren könnte so auch zu einer Besserung der Spastik der Flexoren führen (siehe dazu auch Kap. 3.1.6.).

3.3.1.3. Injektion unter EMG-Kontrolle

Der M. gastrocnemius kann ohne EMG einfach injiziert werden. Die Injektion des M. soleus und tibialis posterior wie auch des M. flexor digitorum longus sollte unter EMG-Kontrolle erfolgen.

3.3.1.4. Funktionelle Verbesserung des Gehens nach BoNT/A

Als mögliche Komplikation der Behandlung der spastischen Bewegungsstörung der unteren Extremität ist immer wieder erwähnt und betont worden, daß bei einigen Patienten mit ausgeprägter Spastik diese eine Stützfunktion hat und so für das Geh- und Stehvermögen benötigt wird. Eine Reduktion der Spastik durch Botulinumtoxin-Injektionen würde zu einer Beeinträchtigung des Geh- und Stehvermögens führen. Diese Überlegung ist im Prinzip richtig. Bei Verwendung von Dosen unter 1000 MU Dysport® bzw. 250 MU Botox® scheint diese Problematik in der Praxis jedoch keine Rolle zu spielen. Bei mehr als 20 Patienten, bei denen wir 800 MU Dysport® in die Wadenmuskulatur injizierten, wurde keine Verschlechterung des Geh- und Stehvermögens registriert. Allerdings ergaben sich auch keine signifikanten Veränderungen der Ashworth-Scores, obwohl subjektiv ein deutlicher Behandlungserfolg festzustellen war und eine deutliche Verbesserung des aktiven und passiven Bewegungsumfangs im Knie- und Sprunggelenk gemessen werden konnte.

Die Verbesserung der Spitzfußstellung führt zu einem sichereren und flüssigeren Gang. Allerdings scheint es notwendig zu sein, die Patienten darauf hinzuweisen, daß sich nach der Injektion eine Lokkerung in den Gelenken einstellen wird, auf die es sich erneut einzustellen gilt. Wenn die Patienten nicht aufgeklärt sind, kann der neu gewonnene Bewegungsfreiraum zunächst als Instabilität und Unsicherheit empfunden werden. Hier ist eine entsprechende Aufklärung und die Kooperation mit informierten Krankengymnasten hilfreich, damit die Patienten den Bewegungsfreiraum aktiv nutzen und sich auch für längere Zeit erhalten können.

Interessanterweise führt eine Injektion mit Botulinumtoxin in die Wadenmuskulatur nicht zu einer Abschwächung des Achillessehnenreflexes. Durch die Injektion kann die Wadenmuskulatur länger gedehnt werden, so daß die entsprechende Reflexantwort kräftiger ausfällt. Das Botulinumtoxin greift offensichtlich erheblich in die sensomotorische Integration beim Gehen ein. Einige Autoren haben sich sogar entschlossen, den M. tibialis anterior mitzubehandeln (siehe oben). Offensichtlich wiegt in manchen Fällen die resultierende Veränderung des afferenten Rückstromes die Nachteile einer zusätzlichen Parese der Fußheber durch das Botulinumtoxin auf.

In vielen Fällen wird durch die Injektion von Botulinumtoxin eine Verbesserung des Gangbildes und der Ganggeschwindigkeit erzielt. Bezeichnenderweise wird aber eine Steigerung der Ganggeschwindigkeit um weniger als 20 % der Ausgangsgeschwindigkeit von den meisten Patienten überhaupt nicht oder nur als unwesentliche Besserung registriert. Daher ist die Compliance bezüglich der Botulinumtoxin-Injektionstherapie bei erwachsenen Patienten mit spastischem Spitzfuß deutlich geringer als bei den Dystoniepatienten.

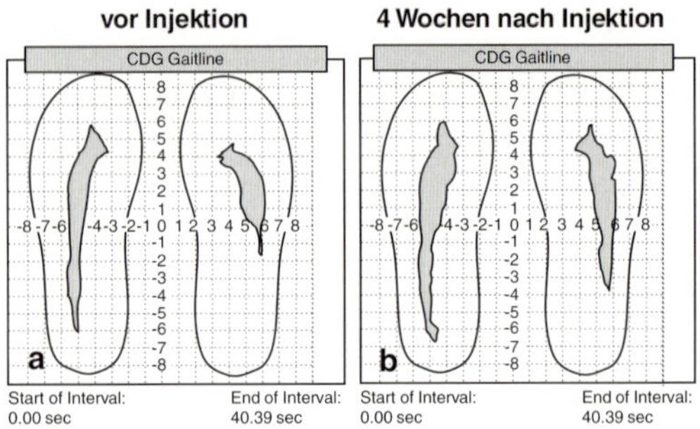

Abb. 3.4: Fläche des Schwerpunktes der Auftrittskräfte des linken und rechten Fußes (Ansicht von oben) während des Gehens (66jähr. Patient nach linkshemisphärischer Kontusionsblutung). Zustand vor BoNT/A-Injektion in die rechte Wadenmuskulatur (a), deutliche Besserung nach Injektion (b).

3.3.1.5. Bisherige Behandlungsergebnisse

Zur Behandlung der spastischen Bewegungsstörung der unteren Extremität liegen zwar einige Arbeiten vor, im Vergleich zur oberen Extremität ist die Dokumentation der erzielten Verbesserungen aber deutlich weniger übersichtlich. In Tabelle

Autor	Studie
Molteni F Botulinum toxin and rehabilitation programs in lower limb spasticity. *Eur J Neurol 1995;2:61-67*	**n = 40**. Es wurde die Injektion mit BoNT/A mit maximaler Muskeldehnung oder elektrischer Stimulation kombiniert. Darunter wurde eine funktionelle Verbesserung bei 32 von 40 Patienten beobachtet. Der Behandlungseffekt hielt bis zu 9 Monate an. Injiziert wurden 200 MU Botox®. Keine wesentlichen Nebenwirkungen. Die Kombination von BoNT/A-Injektionen mit einem Rehabilitationsprogramm wird empfohlen.
Burbaud P et al. A randomized, double-blind, placebo-controlled trial of botulinum toxin in the treatment of spastic foot in hemiparetic patients. *J Neurol Neurosurg Psychiatry 1996;61:265-269*	**n = 23**. In dieser Doppelblindstudie wird eine signifikante subjektive Verbesserung und eine signifikante Verbesserung auf der Ashworth-Skala nach der Injektion von 1000 MU Dysport® berichtet. Patienten mit länger bestehender Spastik zeigten weniger Effekt als Patienten mit einer kürzer bestehenden Symptomatik. Es wird empfohlen, die Injektionsbehandlung mit BoNT/A im ersten Jahr nach einem Schlaganfall zu beginnen. Keine wesentlichen Nebenwirkungen.
Hesse et al. Ankle muscle activity before and after botulinum toxin therapy for lower limb extensor spasticity in chronic hemiparetic patients. *Stroke 1996; 27:455-460*	**n = 12**. 9 von 12 Patienten wiesen eine subjektive Verbesserung, eine relevante Gangverbesserung und eine Reduktion der Spastik auf, gemessen mit der Ashworth-Skala. Die beobachteten EMG-Veränderungen bei der Plantarflexion wurden als Veränderungen der Reflexaktivität interpretiert. Keine wesentlichen Nebenwirkungen. Injiziert wurden 400 MU Botox®.

Tab. 3.8: Ergebnisse neuerer Studien zur Behandlung der spastischen Bewegungsstörung der unteren Extremität mit BoNT/A.

3.8 sind drei neuere Studien aufgeführt. In zwei Arbeiten sind EMG-Aufzeichnungen zu finden. Eine konsistente Interpretation des Effektes von Botulinumtoxin auf das EMG-Muster während des Gehens findet sich in diesen Arbeiten aber nicht. Offensichtlich sind hier weitere Studien notwendig.

3.3.2. Behandlung der Adduktoren- und Beugespastik mit BoNT/A

3.3.2.1. Symptomatik der Spastizität der Adduktoren und ischiokruralen Muskulatur

Gegenüber dem Einsatz beim spastischen Spitzfuß tritt der Einsatz von BoNT/A bei Adduktorenspastik und Beugespastik der Beine im Erwachsenenalter zurück. Typisch für die Adduktorenspastik ist, daß die voll gestreckten Beine von den Adduktoren mit einer solchen Intensität aneinander gezogen werden, daß sie übereinander liegen oder sich sogar kreuzen. Die Spastik kann so stark ausgeprägt sein, daß 2 Pflegekräfte benötigt werden, um hygienische Maßnahmen im Genitalbereich oder eine Katheterisierung durchzuführen. Häufig ist diese Adduktorenspastik sehr schmerzhaft. Ähnliches gilt auch für eine ausgeprägte Beugespastik, die mitunter so stark ist, daß die Beine in der Hüfte angebeugt und im Knie völlig flektiert werden, so daß das Sitzen z.B. im Rollstuhl nicht möglich ist. Bei diesen Spastikformen liegen die Dosierungen für eine ausreichende Wirkung in den meisten Fällen sehr hoch (☞ Tabelle 3.9).

3.3.2.2. Auswahl geeigneter Muskeln mit BoNT/A-Dosierung

Tabelle 3.9 enthält verschiedene Muskeln des Oberschenkels und empfohlene Dosierungen. Es sind nur die Dosierungen für eine Seite angegeben. In den allermeisten Fällen sind aber beidseitige Injektionen nötig.

In der Praxis wird es auch unter EMG-Kontrolle kaum gelingen, die einzelnen Adduktoren voneinander zu trennen, da z.B. der M. adductor longus dem M. adductor magnus flach aufliegt, der der weitaus kräftigste der Adduktoren ist. Bei der Injektionsplanung sollte bedacht werden, daß auch die medialen ischiokruralen Muskeln als funktionelle Beinadduktoren wirken. Die Dosis einer Injektion sollte in Relation zur Gesamtdosis des injizierten Toxins gesetzt werden.

Muskel	Anzahl der Injektionsstellen	Dosis Dysport® (MU)	Dosis Botox® (MU)
M. adductor longus	2	200 - 300	50 - 75
M. adductor brevis	2	200 - 300	50 - 75
M. adductor magnus	4	400 - 800	100 - 200
M. gracilis	2	200 - 300	50 - 75
M. biceps femoris	3	300 - 800	75 - 200
M. semitendinosus	3	300 - 600	75 - 150
M. semimembranosus	2	200 - 400	70 - 100
maximale Gesamtdosis		2000	400
empfohlene Verdünnungen		2,5 - 5 ml/500 MU	2,5 - 5 ml/ 100 MU

Tab. 3.9: Auflistung einzelner Muskeln der unteren Extremität, die bei der Adduktoren- und Beugespastik beteiligt sein können, mit Dosierungsbereichen für Dysport® und Botox® (je Muskel).

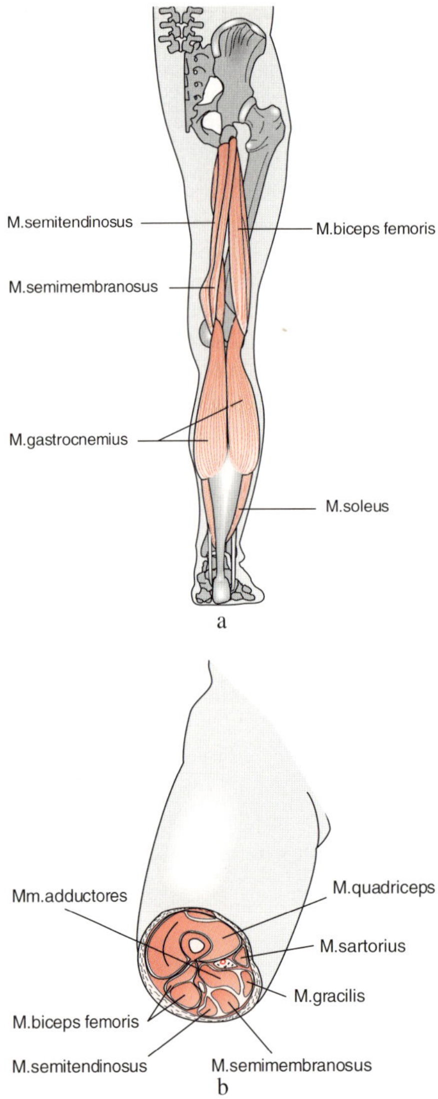

Abb. 3.5a+b: Anatomie der ischiokruralen Muskulatur und des M. gastrocnemius/soleus (a). Oberschenkelquerschnitt (b).

3.3.2.3. Injektion unter EMG-Kontrolle

Da bei diesen Spastikformen hohe Dosen Toxin benötigt werden, sollten die Injektionen streng intramuskulär erfolgen, um einerseits einen Therapieerfolg zu gewährleisten, andererseits um nicht die Antikörperbildung unnötig zu beschleunigen. Deshalb raten wir bei Erwachsenen zu der EMG-gesteuerten Injektion.

3.3.2.4. Funktionelle Verbesserung der Adduktoren- und Beugespastik nach BoNT/A

Eine funktionelle Verbesserung ist bei diesen spastischen Bewegungsstörungen kaum zu erwarten, sieht man von dem Effekt ab, daß manche Patienten wieder im Rollstuhl sitzen und auf diese Weise sehr viel besser an der Umwelt teilnehmen können.

3.3.2.5. Bisherige Behandlungsergebnisse

Insgesamt gibt es nur wenige Arbeiten zur Adduktorenspastik. Außer der Arbeit von Snow et al. (1990) gibt es noch die in Tab. 3.10 aufgeführte Studie.

Zur Beugespastik (ischiokrurale Muskulatur) im Erwachsenenalter gibt es nur einzelne Beobachtungen, aber keine systematische Studie. In den vorliegenden Mitteilungen hat es sich gezeigt, daß auch die Spastik in relativ großen Muskeln effektiv und sicher mit Botulinumtoxin behandelt werden kann. Um aber nicht zu hohe Dosen von BoNT/A wählen zu müssen, ist alternativ die Implantation einer Baclofen-Pumpe als effektive Maßnahme zu erwägen.

Autor	Studie
Benecke R. Botulinum toxin for spasms and spasticity in the lower extremities. In: Therapy with Botulinum toxin. Jankovic J and Hallett M (Eds), Marcel Dekker Inc., New York, 1994:557 - 565	**n = 14**. Es wurden 200 MU Botox® in den M. adductor longus und brevis, 400 MU Botox® in den M. adductor magnus und 200 MU Botox® in den M. gracilis unter EMG-Kontrolle injiziert. Darunter traten signifikante Verbesserungen der Scores für Schmerz, Spastik und Spasmen ein. Die Pflege und Katheterisierung war deutlich erleichtert. Keine wesentlichen Nebenwirkungen.

Tab. 3.10: Ergebnisse zur Behandlung der Adduktorenspastik mit BoNT/A.

3.4. Nebenwirkungen der Spastik-Behandlung mit BoNT/A

Aufgrund der mittlerweile zahlreich vorliegenden Publikationen zur Behandlung der Spastizität mit BoNT/A kann diese Form der Therapie als sicher und nebenwirkungsarm bezeichnet werden. Wie bei allen Injektionen mit BoNT/A können die Injektionen selbst schmerzhaft sein und kleinere Hämatome entstehen. Die Entstehung übermäßig starker Paresen stellt in der Regel - im Gegensatz zur Dystonie - kein Problem dar, da ohnehin die motorische Funktion der Extremität mehr oder minder stark gestört ist. In Einzelfällen wurden bei sehr hohen Dosierungen Zeichen einer systemischen Verteilung des Toxins wie Schluckstörungen, Blasen- oder Mastdarmentleerungsstörungen, allgemeine Muskelschwäche etc. beobachtet.

3.5. Ausblick

3.5.1. Antikörperbildung

Bisher sind keine Zahlen zur Antikörperbildung gegen BoNT/A bei der Behandlung der spastischen Bewegungsstörung mitgeteilt worden. Wenn beim Tortikollis in Abhängigkeit von kumulativer Gesamtdosis und Boosterinjektionen im Schnitt bei 5 - 10 % der behandelten Patienten eine Antikörperbildung auftritt, so ist für die Spastikbehandlung ein noch höherer Prozentsatz zu erwarten, da wesentlich höhere Dosen verwendet werden.

3.5.2. Kosten der Spastikbehandlung

Wie bereits oben erwähnt, betragen die Kosten der Behandlung eines Patienten mit spastischer Bewegungsstörung 1500-6000 DM/Jahr. Wird nun im Schnitt die spastische Bewegungsstörung zusätzlich alle 3 Monate mit 1000 MU Dysport® oder 200 MU Botox® behandelt, ergeben sich zusätzliche jährliche Kosten von 6000 DM, d.h. die Behandlungskosten verdoppeln sich. Für den Patienten schlägt sich dies in einer Verbesserung der Lebensqualität nieder, nur bei wenigen Patienten wird dadurch die Erwerbsfähigkeit verbessert. Zu einigen Einsparungen an Schmerzmitteln, Antispastika und orthopädischen Maßnahmen wird die Botulinumtoxin-Therapie ebenfalls führen. Dennoch wird sich ein Anstieg der Behandlungskosten kaum vermeiden lassen, auch wenn versucht wird, durch höhere Verdünnungen und zusätzliche elektrische Stimulation die Toxinmenge gering zu halten. Zusätzlich wird eine kritische Patientenauswahl nötig sein. Daher hat die Deutsche Gesellschaft für Neurorehabilitation folgende Empfehlungen herausgegeben:

3.6. Empfehlungen der Deutschen Gesellschaft für Neurorehabilitation

Von der Deutschen Gesellschaft für Neurologische Rehabilitation wird die Behandlung mit Botulinumtoxin empfohlen:

- bei spastischer Inversionsstellung eines Beines, die sich durch Schienen, orale Antispastika und physikalische Maßnahmen nicht beheben läßt,
- bei spinaler Adduktorenspastik z.B. bei Multipler Sklerose zur Erleichterung pflegerischer Maßnahmen,
- bei der Spastik von Kindern mit kindlicher Zerebralparese zur Verbesserung des Stehens, Gehens und der Greiffunktion der Hände,
- zur Frührehabilitation der spastischen Fehlstellung an den Beinen, um dauerhafte Kontrakturen, Schmerzen und Sekundärschäden zu vermeiden.

Botulinumtoxin-Behandlung der Spastizität im Kindes- und Jugendalter

4. Botulinumtoxin-Behandlung der Spastizität im Kindes- und Jugendalter

Hinweis

Die hier aufgeführten Botulinumtoxin-A-Präparate Dysport® und Botox® sind bislang in Deutschland weder für das Kindesalter noch für die Behandlung spastischer Bewegungsstörungen zugelassen.

Es bedarf somit einer besonderen Aufklärung der Erziehungsberechtigten und deren Einverständniserklärung.

Die Anwendung setzt ausreichende Erfahrung in Dosierung und Applikationstechnik voraus.

4.1. Einleitung

Seit Beginn der 90er Jahre liegen Erfahrungen mit der Anwendung von BoNT/A bei spastischen Bewegungsstörungen im Kindesalter vor. Placebokontrollierte Studien und offene Fallstudien belegen Effektivität, Sicherheit und Nebenwirkungsarmut dieses Therapieverfahrens. Durch die lokale Schwächung einzelner Muskeln können alltagsrelevante funktionelle und pflegerische Gewinne für Kinder mit spastischen Bewegungsstörungen erreicht werden. Therapeutische Leitgedanken, Indikationen und Therapiedurchführung zeigen Spezifika pädiatrischer Medizin und unterscheiden sich damit in wesentlichen Punkten vom Procedere im Erwachsenenalter.

Behandlungsstrategie

- Eine Parese mit muskulärer **Hyper**aktivität wird in eine Parese mit muskulärer **Hypo**aktivität umgewandelt.
- Eine **nicht-fokale** Bewegungsstörung wird mit einem **fokalen** Therapieprinzip beantwortet.

Spastische Bewegungsstörung

Der Begriff "spastische Bewegungstörung" wird hier pragmatischerweise als Oberbegriff verwendet. Er ist deskriptiv und vermeidet eine ätiologische und pathophysiologische Festlegung. Er umfaßt somit die Begriffe "infantile Zerebralparese" und "zerebrale Bewegungsstörung", mit denen der größte Teil spastischer Bewegungsstörungen im Kindesalter beschrieben wird, die jedoch ihrerseits "umbrella terms" darstellen. Sie subsumieren komplexe Störungen von kortikalen, spinalen und muskulären Strukturen und Regelkreisen. Als ihr gemeinsamer Nenner gilt der "frühe Zeitpunkt" der Schädigung. Dieser reicht von "viele Wochen vor der Geburt" bis etwa zum dritten Lebensjahr und ist damit alles andere als eindeutig.

Das Resultat ist eine phänomenologische wie klinische Uneinheitlichkeit. Nur selten präsentiert sich die spastische Bewegungsstörung im Kindes- und Jugendalter mit der klinischen und in der Regel ätiologischen Klarheit der Spastik des Erwachsenenalters mit Hyperreflexie, Hypertonie und spastischer Parese.

Klassifikation

Aufgrund dieser definitorischen Probleme sollte die Diagnose einer spastischen Bewegungsstörung im Kindesalter präzisiert sein durch die Beschreibung

- der Ätiologie
- des Zeitpunktes der Schädigung
- des klinischen Typus der Parese (☞ Abb. 4.1)
- des funktionellen Schweregrades (☞ Tab. 4.1).

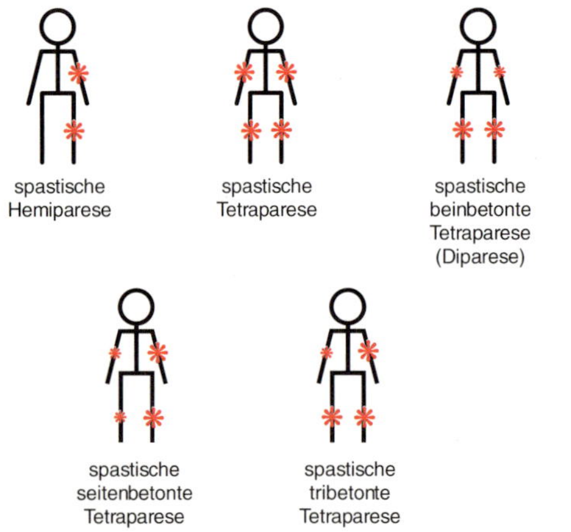

Abb. 4.1: Phänomenologische Klassifikation der infantilen Zerebralparesen nach Lokalisation und Schwere des neurologischen Befundes. Modifiziert nach Michaelis und Niemann (1995).

Spastische Bewegungsstörung im Kindesalter
Grad I: ungeschickte Bewegungen, aber keine Funktionseinschränkung im Alltag (zum Beispiel beim Gehen oder Treppen steigen); Aktivitäten nicht wesentlich eingeschränkt
Grad II: Aktivitäten im Alltag eingeschränkt, aber freies Gehen möglich; Greifen möglich, aber einzelne Fingerbewegungen ungeschickt
Grad III: freies Gehen mit fünf Jahren noch nicht möglich, aber Robben und Krabbeln möglich; Halten möglich, aber kein Greifen
Grad IV: keine sinnvollen motorischen Funktionen

Tab. 4.1: WHO-Schema des funktionellen Schweregrades der spastischen Bewegungsstörung im Kindesalter.

Lokale Therapiewürdigkeit

Für den Blickwinkel der therapeutischen Option BoNT/A ist besonders wichtig, daß eingeschränkte motorische Funktion bei einer spastischen Bewegungsstörung im Kindesalter keineswegs bei allen Patienten und keineswegs ausschließlich auf muskuläre Hyperaktivität zurückzuführen ist. Liegt jedoch muskuläre Hyperaktivität vor, so ist für die lokale Wirkung von BoNT/A von untergeordneter Bedeutung, welche Ätiologie der spastischen Bewegungsstörung zugrundeliegt und welche phänomenologischen Charakteristika von "spastisch" bis "dyskinetisch" oder "spastisch-dyston" vorliegen: BoNT/A schwächt jeden hyperaktiven Muskel temporär.

Effektivitätsgrenze am einzelnen Muskel

Es ist davon auszugehen, daß es eine bestimmte "Sättigungskapazität" des einzelnen Muskels für BoNT/A gibt, daß also nur eine bestimmte Menge von BoNT/A pro Muskel aufgenommen werden kann. Wird die Sättigungsgrenze des einzelnen Muskels überschritten, sind erstens keine weiteren muskelrelaxierenden lokalen Effekte zu erwarten und zweitens systemische Nebenwirkungen möglich.

4.1.1. Behandlungsrichtlinien

Der therapeutische Einsatz von BoNT/A ist dann sinnvoll, wenn im Rahmen einer spastischen Bewegungsstörung ein lokales Problem abgegrenzt werden kann, welches folgende Charakteristika zeigt:

- dynamisch (nicht fixiert)
- durch muskuläre Hyperaktivität bedingt
- im Alltag funktionell relevant.

4.1.2. Auswahl geeigneter Patienten

Im Prinzip können Kinder aller Altersstufen, jeder Ätiologie und jeder Art und Schwere einer spastischen Bewegungsstörung behandelt werden, vorausgesetzt, die obengenannten Charakteristika sind erfüllt. Die Frage nach dem konkreten Ziel der Behandlung wie nach dem perspektivischen Sinn muß individuell beantwortet werden. Wie bei allen Therapieformen chronischer Erkrankungen hängen die Möglichkeiten des individuellen Therapieerfolges keineswegs nur von der lokalen Effektivität, sondern ebenso von Faktoren wie Motivation, Lernfähigkeit, Begleitstörungen (z.B. Epilepsien), psychosozialer Einbindung und Erwartungshaltung ab. Die Festlegung eines realistischen, individuellen Therapiezieles von ausreichender Alltagsrelevanz ist deshalb von größter Bedeutung.

4.1.3. Wahl des Behandlungszeitpunktes

Beim Erwachsenen ist die motorische Entwicklung abgeschlossen. Im Kindesalter hingegen ist eine dynamische motorische Entwicklung die Norm. Sowohl für Gesunde als auch für Kinder mit spastischen Bewegungsstörungen gilt, daß die basale motorische Kompetenz in den ersten sechs Lebensjahren - und nur in dieser Zeit - erworben wird.

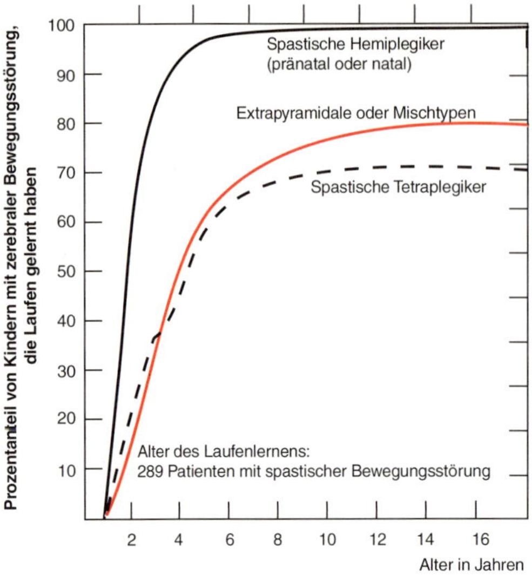

Abb. 4.2: Entwicklungskurve für die motorische Funktion "Laufen". Modifiziert nach Crothers und Paine (1959).

Jede therapeutische Intervention hat somit in den ersten sechs Lebensjahren die besondere Chance, motorische Entwicklung zu begleiten. Sie muß sich aber gleichzeitig kritisch fragen lassen, ob sie tatsächlich mehr erreicht, als der natürliche Verlauf ohne Therapie erwarten läßt.

Grundsätzlich sprechen folgende Punkte **für** eine **frühe Behandlung** einer spastischen Bewegungsstörung :

- Die Entwicklungsdynamik wird ausgenutzt.
- Die Entwicklungsdynamik wird nicht durch Immobilisation unterbrochen.
- Die irreversiblen, fixierten Veränderungen an Muskeln, Gelenken und Skelett sind geringer.
- Die Reversibilität der Wirkung erlaubt eine therapeutisch flexible Antwort auf jede Art von Verlauf.

"**Frühe Behandlung**" heißt für die spastischen Bewegungsstörungen, daß zwischen dem ersten und vierten Lebensjahr mit der Behandlung begonnen wird.

Für die posttraumatischen Bewegungsstörungen heißt "früh", daß nicht erst dann die Therapieoption BoNT/A eingesetzt wird, wenn ein "steady state" entstanden ist, sondern schon dann, wenn sich das kontinuierliche Problem Spastik ausbildet.

Zeitlich **spätere Behandlungsindikationen** ergeben sich aus:

- Pflegeerleichterung
- Schmerzreduktion
- Funktionserhalt
- prä-, peri- und postoperativer Erleichterung.

4.1.4. Interdisziplinäres Behandlungskonzept und kombinatorische Möglichkeiten

Die Behandlungsmöglichkeit "Botulinumtoxin A" für spastische Bewegungsstörungen löst nicht das Problem "Spastik", sondern trägt zur adäquaten und flexiblen Therapie bei.

Die Behandlung spastischer Bewegungsstörungen im Kindesalter sollte deshalb im Rahmen eines **multidisziplinären Therapiekonzeptes** erfolgen.

In enger Zusammenarbeit von Neuropädiatern, Neurologen, Orthopäden und Physiotherapeuten können kombinatorische Möglichkeiten ausgeschöpft und eine sinnvolle zeitliche Abfolge festgelegt werden.

Physiotherapie

Verständnis für den Verlauf der Bewegungsstörung, Mitbeurteilung der zur Therapie ausgewählten Ziele und Muskeln, Therapieevaluation und übendes Umsetzen der durch BoNT/A initiierten Veränderungen sind einige der Aufgaben der Physiotherapie. Die Therapie mit BoNT/A ist kein Ersatz und keine Konkurrenz für physiotherapeutische Therapiemaßnahmen, sondern öffnet ein Fenster für effizientes physiotherapeutisches Arbeiten.

Orthesen

Das Tragen von Orthesen wird durch die Therapie mit BoNT/A erleichtert oder oft auch erst ermöglicht. Lagerungsschienen führen zur Dehnung und zur Beeinflussung fixiert-kontrakter Veränderungen, eben solcher Veränderungen an den Muskeln und Sehnen, die durch BoNT/A nicht beeinflußt werden können. Orthesen stellen somit eine geeignete Ergänzung der Therapie mit BoNT/A dar und umgekehrt.

Therapiegipse

Der Therapiegips beeinflußt nicht nur fixiert-kontrakte Veränderungen an Sehnen und Muskeln, sondern er führt auch zu einer Vordehnung und somit Aktivierung der dynamischen Anteile der Muskulatur. Da BoNT/A am aktiven Muskel besser wirkt, wird hierdurch möglicherweise eine Potenzierung des Effektes erreicht. Es ist individuell festzulegen, wo, wie und für wie lange die Kombination von Therapiegipsen und BoNT/A sinnvoll ist. Sehr ermutigende Erfahrungen liegen für die Spitzfußbehandlung vor.

Intrathekale Applikation von Baclofen

Der kombinierte Einsatz von BoNT/A und einer Baclofen-Pumpe ist z.B. in der rehabilitativen Medizin des Kindes- und Jugendalters überlegenswert. Bei Patienten mit Tetraspastik kann durch Baclofen vor allem die Spastizität in den unteren Extremitäten, durch BoNT/A bedarfsweise zeitgleich die der oberen Extremitäten beeinflußt werden.

Orthopädisch-chirurgische Verfahren

Für spastische Bewegungsstörungen ist die adäquate orthopädisch-chirurgische Versorgung elementar wichtig. Die Therapie mit BoNT/A wird in der Regel nicht eine endgültige operative Versorgung ersetzen, sondern - auch über Jahre - den Zeitraum bis zum optimalen Zeitpunkt einer chirurgischen Versorgung besser überbrücken. Zunehmend spielt der unmittelbar perioperative Einsatz von BoNT/A eine Rolle. Hierdurch lassen sich Schmerzen reduzieren und die postoperative Versorgung wesentlich erleichtern. Auch als Diagnostikum bezüglich der Rolle einzelner Muskeln im Rahmen einer generalisierten Bewegungsstörung ist BoNT/A geeignet, das Operationsergebnis zu "simulieren". Unter reversiblen Bedingungen kann die tatsächliche Relevanz der geplanten operativen Strategie überprüft werden.

4.2. Dosierung

4.2.1. Allgemeine Dosierungsrichtlinien

Bei der Anwendung von BoNT/A bei Kindern sind drei Richtlinien zu berücksichtigen:

- Dosis pro Individuum
- Dosis pro Muskel
- Reinjektionsintervall.

Jede Dosis, die für den einzelnen Muskel oder für Muskelgruppen avisiert ist, muß in einem zweiten Kalkulationsschritt auf kg Körpergewicht umgerechnet werden. Die Umrechnung der Gesamtdosis auf kg Körpergewicht dient der Patientensicherheit, indem so der Vergleich zu dem erprobten Dosisbereich ermöglicht wird. Aufgrund der Sättigungsgrenze für den einzelnen Muskel wird davon ausgegangen, daß eine hohe Dosierung bei Verteilung auf mehrere Stellen und mehrere Muskeln weniger leicht zu Fernwirkungen führt.

Dosis pro Individuum

(Gesamtdosis pro kg Körpergewicht)

- erprobter Dosisbereich Dysport®:
  bis 30 MU pro kg Körpergewicht
- erprobter Dosisbereich Botox®:
  bis 12 MU pro kg Körpergewicht

Dosis pro Muskel

Als orientierende Richtlinie für Kinder älter als 6 Jahre kann Tabelle 4.2 gelten.

Cave:

Wie beschrieben, wird jede avisierte Dosierung pro Muskel zu der Gesamtdosis pro Individuum aufaddiert und dann - als schematischer zweiter Berechnungsschritt - auf Gesamtdosis pro kg Körpergewicht umgerechnet. Wenn die pro Muskel avisierte Dosis größer ist als die erprobten Dosierungen pro kg Körpergewicht, muß die Dosis an den erprobten Dosisbereich angepaßt, also entsprechend reduziert werden. Eine Dosierung höher als die erprobten Dosisbereiche kann im Einzelfall vertretbar und sinnvoll sein, setzt aber besondere Erfahrung und entsprechende Überwachung voraus.

Muskeln	Dysport® Dosis pro Muskel (MU)	Botox® Dosis pro Muskel (MU)
"kleine Muskeln" • M. add. pollicis brevis • Unterarmflexoren	30 - 80	10 - 20
"große Muskeln" • M. gastrocnemius • Adduktorengruppe • med. ischiokrurale Muskeln • M. rectus femoris • M. iliopsoas	250 - 500	50 - 100

Tab. 4.2: Anhaltspunkte für BoNT/A -Dosierungen von "Standard-Muskeln" im Kindesalter.

4.2.2. Reinjektionsintervall

Entsprechend den Erfahrungen in der Erwachsenenneurologie sollten Reinjektionen nicht vor 12 Wochen durchgeführt werden. Ein Grund hierfür ist eine wahrscheinlich sonst höhere Zahl von sekundären Non-respondern durch Antikörperbildung, ein zweiter Grund ist die bei kürzeren Reinjektionsintervallen anzunehmende nicht-lineare Dosis-Wirkungsbeziehung.

4.2.3. Verteilung der Dosis

Es können nicht beliebig viele Muskeln mit BoNT/A behandelt werden. Eine Behandlung über mehr als drei Gelenke erscheint nicht effektiv und damit nicht sinnvoll. Zu Beginn einer Behandlung bietet sich die einseitige oder beidseitige Injektion nur einer Muskelgruppe an, gegebenenfalls ist bei einer Reinjektion die Therapie auf eine Multilevelbehandlung auszudehnen. Es erscheint grundsätzlich sinnvoller, an wenigen Stellen mit ausreichender Dosis zu injizieren als an vielen Stellen mit zu niedriger Dosis. Zusätzlich zur Behandlung großer Muskelgruppen kann die Behandlung kleiner Muskelgruppen dann sinnvoll sein, wenn an dieser Stelle weitere therapeutische Gewinne zu erwarten sind (z.B. Injektion der Thenarmuskulatur zur Vermeidung palmarer Hautinfektionen, Injektion der Großzehenadduktoren zur Erleichterung des Schuhanziehens).

4.3. Indikationen

4.3.1. Dynamischer Spitzfuß (Pes equinus)

Die **bislang häufigste Indikation für BoNT/A im Kindes- und Jugendalter** ist der dynamische Spitzfuß. Durch Ganganalysen überprüft, zeigt sich der funktionelle Gewinn in Form eines verbesserten Gangbildes. In dieser Gruppe finden sich auch die sogenannten "golden responder". Das sind Kinder, die nach einer oder wenigen Injektionen auf Dauer von dem Problem Spitzfuß befreit sind.

Individuelles Therapieziel

Bei schwerwiegender motorischer Beeinträchtigung kann das Therapieziel im Erlangen der Stehbrettfähigkeit, der tolerierten Schuh- oder Orthesenversorgung sowie der vermehrten Gewichtsübernahme beim Transfer bestehen.

Bei Patienten mit weniger ausgeprägten Bewegungsstörungen, z.B. mit milden Diplegien, werden Verbesserungen des Gangbildes (besseres Gehenlernen, weniger Stolpern, Verlängerung der ermüdungsfreien Gehstrecke) vorrangiges Therapieziel sein.

Alter des Patienten

Konsens aus den vorliegenden Arbeiten zur Behandlung des dynamischen Spitzfußes mit BoNT/A ist der möglichst frühe Therapiebeginn zwischen dem 1. und 4. Lebensjahr.

Art und Ausprägung des Spitzfußes

Die Unterscheidung zwischen einem dynamischen Spitzfuß, der mit hoher Wahrscheinlichkeit auf BoNT/A anspricht, und einem kontrakt-fixierten Spitzfuß, der nur eine geringe Chance der therapeutischen Beeinflussung durch BoNT/A hat, läßt sich häufig durch die klinische Untersuchung im Vorfeld treffen.

Diese Untersuchung umfaßt:

(1) die passive Gelenkbeweglichkeit im oberen Sprunggelenk bei langsamer Bewegung (Wird die 0°-Position erreicht? Ja - bei dynamischem Spitzfuß),

(2) die passive Gelenkbeweglichkeit im oberen Sprunggelenk bei schnellerer Bewegung (Wie weit ist man von (1) entfernt? Genau diese Strecke ist der maximale Therapieerfolg für BoNT/A ohne zusätzlichen Gips),

(3) die aktive, selektive Bewegungsmöglichkeit für die Dorsalextension des Fußes (je mehr, desto besseres funktionelles Ergebnis).

Eine Beteiligung anderer Unterschenkelmuskeln, z.B. bei zusätzlicher Supinationsfehlstellung (M. tibialis posterior, selten auch endgradig M. tibialis anterior), muß berücksichtigt werden.

Kombination

Eine Verstärkung der Wirkung von BoNT/A läßt sich durch die Kombination mit Therapiegipsen erzielen. Von orthopädischer Seite ist die mittel- und langfristige Versorgungsplanung einschließlich der Orthesenversorgung festzulegen.

Dosierung

Injiziert werden pro Seite der laterale und der mediale Kopf des M. gastrocnemius an je einer Stelle (☞ Abb. 4.3).

Eine zusätzliche Injektion in den M. soleus ist normalerweise nicht indiziert. Die Gesamtdosis für das Individuum liegt bei 30 MU Dysport® und 12 MU Botox® pro kg Körpergewicht. Die Dosierung liegt damit pro Seite bei ca. 15 MU Dysport® oder ca. 6 MU Botox® pro kg Körpergewicht.

Zur Behandlungsplanung für den Spitzfuß ist ein Flußschema erstellt (☞ Abb. 4.4).

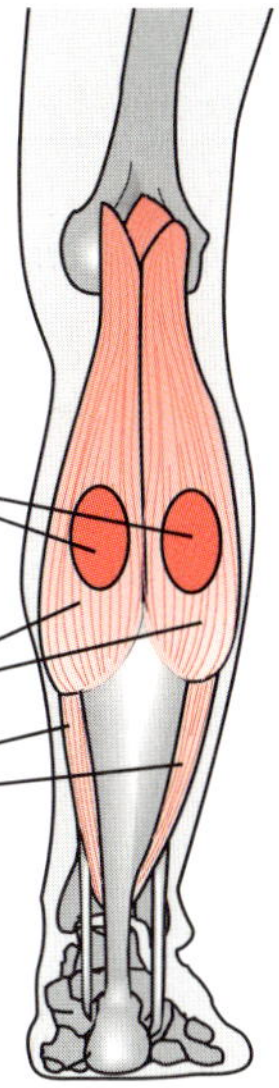

Abb. 4.3: Injektionsort für die Behandlung des Spitzfußes. Ansicht von dorsal.

4.3.2. Adduktorenspasmus

Die Behandlung des Adduktorenspasmus bildet die zweithäufigste Indikationsgruppe für BoNT/A im Kindes- und Jugendalter. Es handelt sich hierbei sowohl um gehfähige als auch um nicht gehfähige Patienten. Lokale Wirksamkeit und funktionelle Gewinne konnten für beide Patientengruppen in offenen Studien belegt werden. Möglicherweise kann durch die Behandlung mit BoNT/A eine sich entwickelnde Hüftluxation verhindert oder aufgehalten werden.

Individuelles Therapieziel

Bei Patienten mit ausgeprägter Tetraspastik stehen Pflegeerleichterung oder Schmerzreduktion im Vordergrund. Motorisch-funktionelle Gewinne sind bezüglich einer verbesserten Sitzhaltung, Ermöglichung alternierenden Krabbelns, Erleichterungen beim Transfer oder auch beim Gehen zu erwarten. Dies bleibt abhängig von der Gesamtausprägung der Bewegungsstörung. Werden Schmerzen im Bereich der Hüfte, auch bei luxierten Hüften, als Therapieziel formuliert, so ist Schmerzreduktion und meistens sogar Schmerzfreiheit durch die Behandlung mit BoNT/A zu erreichen.

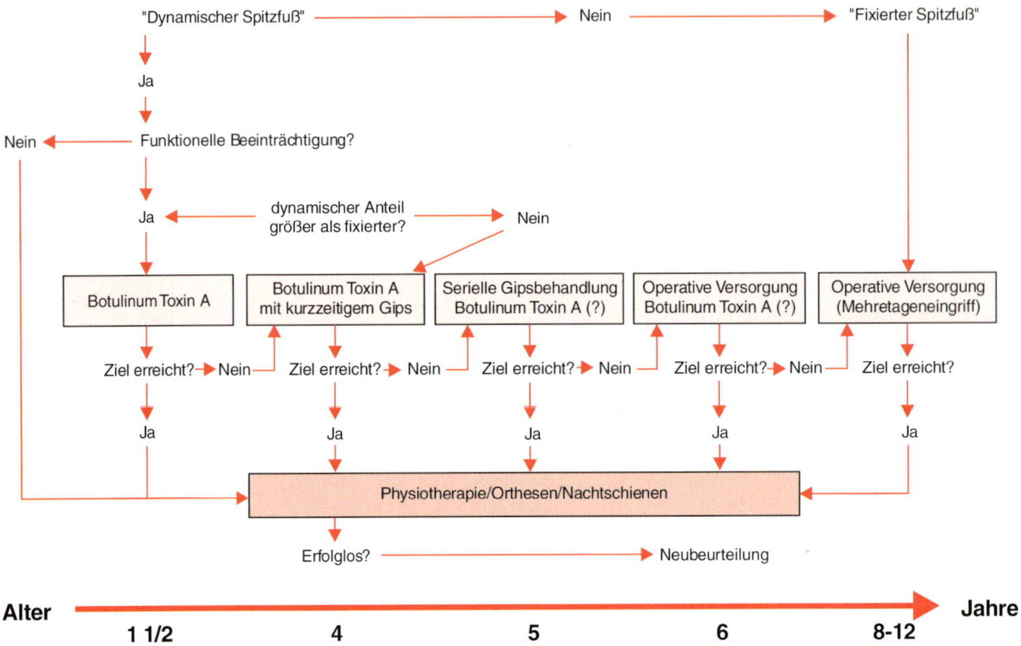

Abb. 4.4: Flußschema zur Behandlung des Pes equinus (modifiziert nach R. Boyd und K. Graham, 1997, mit freundlicher Genehmigung).

Alter der Patienten

Für die frühe Therapie des Adduktorenspasmus mit BoNT/A spricht der potentiell günstige Einfluß auf die Sitzfähigkeit und Hüftentwicklung. Hüftluxationen bei Kindern mit spastischen Bewegungsstörungen können im höheren Lebensalter zu einer schweren Beeinträchtigung durch Schmerzen und zu gravierenden Mobilitätsproblemen führen. Da es als Folge der spastisch-muskulären Hyperaktivität der Adduktorenmuskeln zu sekundären, auch ossären Veränderungen kommt, scheint der frühe Einsatz von BoNT/A besonders sinnvoll. Bei den älteren Kindern und Adoleszenten steht für die gehfähigen Patienten die Verbesserung des Gangbildes, für die nicht gehfähigen Patienten die Verbesserung der Sitzposition und die Erleichterung der Pflege im Vordergrund.

Art und Ausprägung

Kontrakte Veränderungen im Bereich der Adduktorenmuskulatur sind selten. Eine Einschränkung der lokalen Effektivität entsteht vorwiegend durch eine bereits bestehende Hüftgelenksluxation oder -subluxation.

Adduktion im Hüftgelenk wird nicht nur über die eigentliche Adduktorengruppe, sondern in der Regel auch über die mediale ischiokrurale Muskulatur vermittelt. Dies muß bei der Injektionsplanung berücksichtigt werden.

Kombination

Außer über die physiotherapeutische Behandlung und die Hilfsmittelversorgung ist über den Einsatz von Nachtabduktionsschienen oder Abduktionskeilen für Sitzen und Liegen zu entscheiden. Der Planung bedarf auch perspektivisch der Zeitraum, über den eine Therapie mit BoNT/A erfolgen soll und in welchem Alter eine endgültige operative Versorgung für die Patienten zu erstreben ist (in der Regel nicht vor dem 7. Lebensjahr). Regelmäßige Röntgen-Beckenübersichtsaufnahmen zur Beurteilung der Hüftentwicklung (Migrationsindex) sind indiziert.

Dosierung und Injektionsstellen

Injiziert werden auf jeder Seite 1-2 Stellen pro Adduktorengruppe und 1-2 Stellen pro mediale ischiokrurale Muskulatur (☞ Abb. 4.5 und 4.6), d.h. maximal vier Stellen auf einer Seite. Die Gesamtdosierung für das Individuum liegt bei 30 MU Dysport® und 12 MU Botox® pro kg Körpergewicht. Die Verteilung richtet sich danach, ob einseitig oder beidseitig, symmetrisch oder asymmetrisch, die mediale ischiokrurale Muskulatur mit (das ist die **Regel**) oder nicht (das ist die **Ausnahme**) einbezogen werden soll. Bei kleineren Kindern können in Rückenlage des Patienten sowohl die Adduktorengruppe als auch die mediale ischiokrurale Muskulatur von ventral medial getastet und injiziert werden. Bei größeren Kindern und Jugendlichen werden in Rückenlage des Patienten die Adduktoren von medial getastet und injiziert, die medialen ischiokruralen Muskeln werden in Bauchlage des Patienten von oben erreicht, man verfolgt die prominente Sehne des Muskels vom Kniegelenk aufwärts.

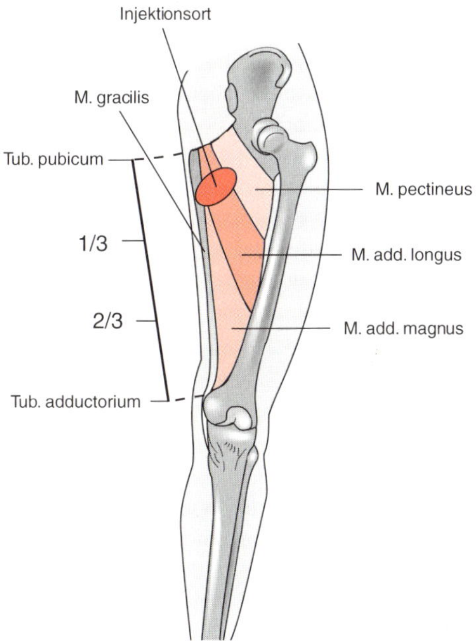

Abb. 4.5: Injektionsort für die Behandlung des Adduktorenspasmus. Ansicht von ventral.

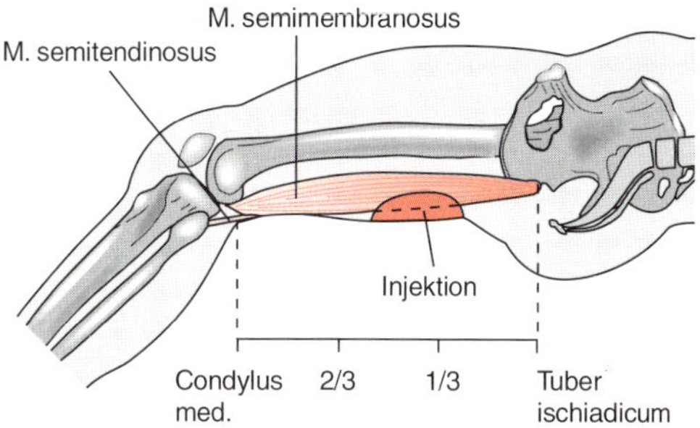

Abb. 4.6: Injektionsort für die Behandlung der ischiokruralen Muskulatur. Ansicht von medial.

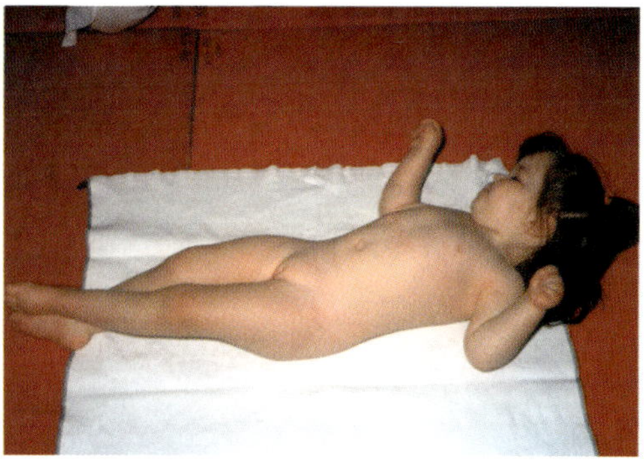

a

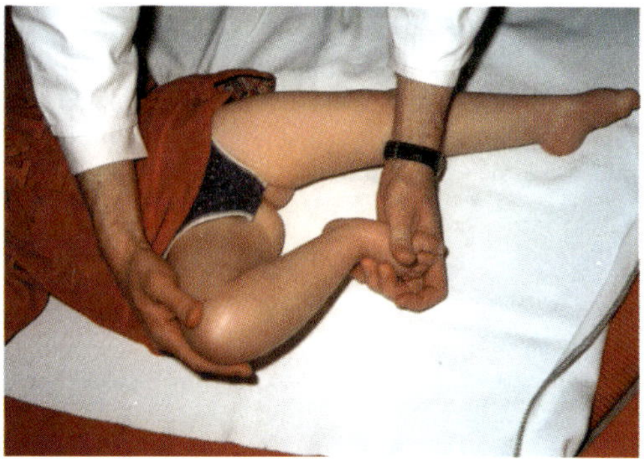

b

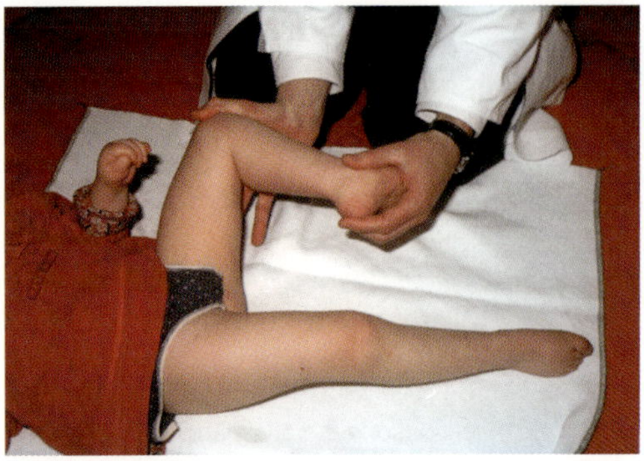

c

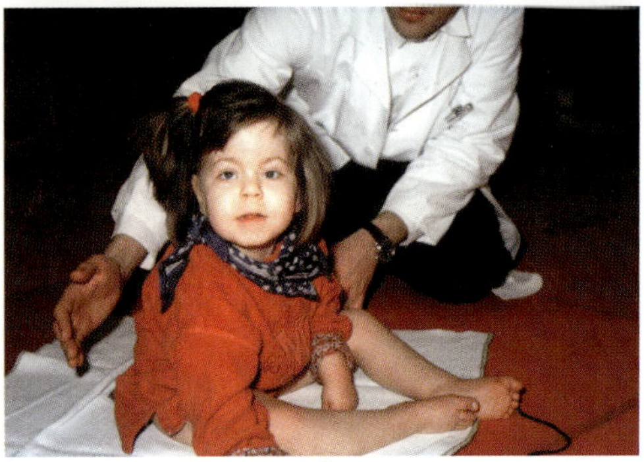

d

Abb. 4.7a-d: 4,3 Jahre altes Mädchen mit spastischer Tetraparese. Behandlungsziel: Reduktion des Adduktorenspasmus, um Sitzfähigkeit zu erreichen. Zustand vor BoNT/A (a), verbesserte Abduktion nach Behandlung mit BoNT/A (b, c), Erreichen von Sitzfähigkeit (d).

4.3.3. Beugespastik der oberen Extremitäten

Die lokale Effektivität von BoNT/A bei der Behandlung der Beugespastik der oberen Extremitäten ist in placebo-kontrollierten Studien belegt. Die Komplexität der muskulären Versorgung an Hand und Fingern macht aber die Therapieplanung und Durchführung schwierig. So überzeugend die Ergebnisse hinsichtlich lokaler Effektivität sind, so kontrovers bleibt die Beurteilung hinsichtlich des funktionellen Gewinns. Dabei ist der "Preis" einer schlaffen Parese mit geschwächter Greiffunktion häufig der Grund für den unzureichenden funktionellen Gewinn.

Individuelles Therapieziel

Durch ausgeprägte Beugespastik verursachte Schmerzen können zuverlässig durch BoNT/A behandelt werden. Das Öffnen der Finger durch Schwächung der Fingerflexoren ermöglicht die Pflege der Handfläche und vermeidet so Hautmazerationen. Eine reduzierte Beugung von Handgelenk und Fingern kann durch eine Schienenversorgung unterstützt werden. Das An- und Auskleiden kann wesentlich erleichtert werden. Bei posttraumatisch- oder postanoxisch-rehabilitativen Fragestellungen besteht häufig eine extreme Beugung im Ellenbogengelenk, die sinnvolles Therapieziel für die Behandlung mit BoNT/A ist.

Art und Ausmaß der Beugespastik

Die Komplexität der Behandlung der Beugespastik der oberen Extremitäten ergibt sich aus der Anzahl der beteiligten Muskeln. Bei der Beugespastik im Ellenbogengelenk muß neben dem M. biceps brachii der M. brachioradialis berücksichtigt werden. Zu den biomechanisch wichtigen Muskeln bei der Handbeugespastik zählen der M. flexor carpi ulnaris, der M. flexor carpi radialis, der M. flexor digitorum profundus und superficialis und mit hoher funktioneller Relevanz der M. adductor pollicis brevis.

Kombination

Streck- und Lagerungsschienen ergänzen die Therapie mit BoNT/A, eine kombinierte Gipsschiene ist indiziert. Die diagnostische Applikation von BoNT/A zur Planung der operativen Versorgung ist hilfreich und von zunehmender Bedeutung.

Dosierung und Injektionsstellen

Bei der individuellen Variabilität der beteiligten Muskeln und der jeweiligen Therapieziele kann hier nur auf die allgemeinen Dosierungsrichtlinien verwiesen werden (☞ Kap. 4.2.1.).

4.3.4. Andere Indikationen

Fokale motorische Probleme im Rahmen einer spastischen Bewegungsstörung können in nahezu allen Körperregionen auftreten. Das Vorgehen (Erfassung der Art und Ausprägung des fokalen Problems, Festlegung des individuellen Therapieziels, Einbettung in ein multidisziplinäres Therapiekonzept) entspricht dem der oben genannten Indikationen. Zu erwähnen sind:

- der Retro- und Laterocollis (M. splenius als biomechanisch wichtigster Muskel),
- Fehlstellungen im Schultergelenk (M. pectoralis, M. teres major),
- Wirbelsäulenskoliosen (paravertrebrale Muskulatur) und
- Beugefehlstellungen im Hüftgelenk (M. iliopsoas).

Meningomyelozele

Meningomyelozelen können gerade in den ersten Lebenswochen und -monaten zu schweren dystonen oder spastischen Fehlstellungen der unteren Extremitäten führen. Diese Fehlstellungen lassen sich oft nur unzureichend durch Physiotherapie oder Redressionsmaßnahmen beeinflussen. Aus eigener Erfahrung kann berichtet werden, daß Patienten mit einer ausgeprägten Überstreckung im Kniegelenk durch die Injektion von BoNT/A in den M. rectus femoris beidseits erfolgreich behandelt wurden. Dies gilt umso mehr, als diese Therapie nur über einige Monate notwendig war.

4.4. Nebenwirkungen

Lokale Nebenwirkungen

Wie bei jeder intramuskulären Injektion kann es zu lokalen Hämatomen oder Infektionen (Abszessen) kommen. Eine zu starke lokale Schwächung der muskulären Hyperaktivität kann vorübergehend zu einer funktionellen Verschlechterung führen. Bei gehfähigen Patienten mit dynamischem Spitzfuß ist in vielen Fällen eine vorübergehende Unsicherheit im Gangbild zu beobachten, die aber meist nach der Adaptation an die neuen Bewegungsmöglichkeiten von einem insgesamt wesentlich gebesserten Gangbild abgelöst wird.

Systemische Nebenwirkungen

Fernwirkungen und damit systemische Nebenwirkungen können bei Überschreitung der Maximaldosis pro kg Körpergewicht auftreten.

- Doppelbilder
- Schluckstörungen
- allgemeine Muskelschwäche
- Gefühl der Müdigkeit und
- Blasenfunktionsstörungen

wurden bei Erwachsenen beschrieben. Bei Patienten mit bestehenden Schluckstörungen kann theoretisch die Verschlechterung der Schluckfunktion zur Aspiration führen. Eltern und Pflegepersonal sollten hierauf ausdrücklich hingewiesen werden. In jedem Zweifelsfall ist das sorgfältige Monitoring bezüglich einer Aspirationspneumonie indiziert, eventuell auch das Legen einer Magensonde.

Bei Berücksichtigung der erprobten Dosisbereiche und des Reinjektionsintervalls sind im Kindesalter bislang keine Nebenwirkungen beschrieben worden.

4.5. Langzeiteffekte

Die Frage nach Spätfolgen bei der Therapie spastischer Bewegungsstörungen mit BoNT/A kann derzeit noch nicht mit absoluter Sicherheit beantwortet werden. Bisherige Erfahrungen für diese Indikation beschränken sich auf einen Zeitraum von maximal 5 bis 7 Jahren. Verschiedene Argumente sprechen jedoch gegen klinisch relevante Langzeiteffekte der Substanz:

- In der Erwachsenenneurologie sind auch nach der Langzeitbehandlung (> 10 Jahre) fokaler dystoner Bewegungsstörungen keine dauerhaften Effekte durch BoNT/A beschrieben worden.
- An Erwachsenen und Kindern konnten nach akzidentellen Lebensmittelintoxikationen mit Botulinumtoxin keine Spätfolgen oder Spätschäden nachgewiesen werden, vorausgesetzt, die Akutversorgung war adäquat. Hier sind Dosierungen von Botulinumtoxin anzunehmen, die um ein Vielfaches über allen denkbaren therapeutischen Dosierungen liegen.

Bislang sind keine Daten über die Inzidenz von Antikörpern und damit einer sekundären Non-response bei Kindern und Jugendlichen verfügbar. Erst die weitere Anwendung wird zeigen, ob die Größenordnung dieser unerwünschten Phänomene der Häufigkeit bei Erwachsenen (4 bis 10 %) entspricht.

4.6. Aufklärung

Für die Behandlung von Kindern mit BoNT/A sollte ein schriftliches Einverständnis und die Zustimmung der lokalen Ethik-Kommission vorliegen.

4.7. Praktische Durchführung

Analgesie und Sedierung

Schmerzen entstehen durch den Einstich in die Haut, den Einstich in die Muskelfaszie sowie den Volumeneffekt bei der Injektion. Durch lokale Anästhesie (EMLA®-Creme, Vereisungsspray) ist nur der Einstich in die Haut zu beeinflussen. In Kombination mit einer Minimierung der Einstichstellen (max. 2 pro Muskel) sowie einem eher geringen Volumen (eine Viole gelöst in 2 ml) wird die Injektion jedoch von den meisten Kindern auch ohne Sedierung gut toleriert. Ist eine Sedierung erwünscht, so hat sich die orale, rektale oder auch intranasale Applikation von Midazolam (Dormicum®) bewährt. Für eine intranasale Gabe wird die i.v.-Lösung Midazolam aus einer 1ml-Tuberkulin-Spritze in die Nase geträufelt.

Verdünnung

Aus Gründen der Praktikabilität hat sich für das Kindesalter eine Verdünnung von je einer Viole BoNT/A (500 MU Dysport® oder 100 MU Botox®) in 2 ml 0,9 % NaCl bewährt. Andere Verdünnungen sind möglich.

Injektion

Die Anzahl der Injektionsstellen sollte auf ein sinnvolles Minimum reduziert werden. Zur Verwendung kommen 24-G- oder 27-G-Nadeln (Länge 40 mm) und 1-ml-Tuberkulin-Spritzen (Aspiration zum Ausschluß der intravasalen Lage vor Injektion). In einer Hand kommt der Muskelbauch zwischen Zeigefinger und Mittelfinger zu liegen, und durch Spreizen der Finger wird das darunterliegende Gewebe komprimiert ("Billard-Stellung"). Mit der zweiten Hand wird intramuskulär gestochen, aspiriert und anschließend injiziert, eher langsam als schnell.

Der Einsatz einer zeitgleichen EMG-Ableitung mit speziellen, teflon beschichteten Nadeln (☞ Abb. 1.4b), die sowohl Ableitung als auch Injektion erlauben, ist nur in Einzelfällen, so z.B. bei der Injektion des M. tibialis posterior oder für Unterarmmuskeln, indiziert. Nachteil bleibt für die aufgrund ihres Alters oder der Grunderkrankung nur eingeschränkt kooperationsfähigen Kinder, daß das Procedere der Injektion mit EMG wesentlich länger dauert. Steht an komplizierten Stellen wie beispielsweise dem Unterarm kein EMG zur Überprüfung der Frage, ob man im richtigen Muskel ist, zur Verfügung, so ist die visuelle Kontrolle durch die Bewegung der diskonnektierten Nadel bei passiver Bewegung des Zielmuskels eine probate Methode.

4.8. Therapieevaluation

Da es sich bei der Therapie mit BoNT/A um ein relativ neues Therapieverfahren handelt, ist eine zuverlässige Therapieevaluation unabdingbar. Im folgenden werden Evaluationskonzepte vorgestellt, die nach lokalen Gegebenheiten einzusetzen sind.

Gelenkwinkelmessung

Die Bestimmung des Bewegungsumfanges der Gelenke dient zur Überprüfung der lokalen Wirksamkeit. Die Messungen sollten passiv (sowohl mit geringer als auch mit höherer Geschwindigkeit) vor und nach Therapie von demselben Untersucher durchgeführt werden.

Ashworth Scale

Die lokale Wirksamkeit wird durch die Bestimmung des Muskeltonus anhand der modifizierten Ashworth Scale überprüft.

Goal attainment scaling

Die standardisierte Festlegung des Therapiezieles sowie die Überprüfung, welche Stufe nach erfolgter Therapie erreicht wurde, kann ein ebenso einfacher wie zuverlässiger Bestandteil der Therapieevaluation sein. Mißverständnisse zwischen Eltern, Patienten, Physiotherapeuten und Arzt über das Therapieziel werden vermieden, die Compliance gefördert und die Indikationsstellung erleichtert. Das realistischerweise zu erreichende Therapieziel erhält den Wert 0 und wird präzise beschrieben; ein "Weniger" im Therapieerfolg reicht von "minus 2" bis "minus 1", ein "Mehr" von "plus 1" bis "plus 2".

> ***Goal attainment scaling***
>
> **- 2 = Ausgangssituation des Kindes, keine Veränderung**
>
> **- 1 = leichte Veränderung, liegt unter dem festgesetzten Therapieziel**
>
> **0 = Erreichen des festgesetzten Therapieziels**
>
> **+ 1 = Kind erreicht etwas mehr als das festgesetzte Therapieziel**
>
> **+ 2 = Veränderung liegt deutlich über dem festgesetzten Therapieziel**

Beispiel Adduktorenspasmus: Pflegeerleichterung

- 2: Spreizung/Abduktion der Beine bei der Intimpflege ist nur passiv mit großem Kraftaufwand der Pflegeperson möglich (**Ausgangssituation**).

- 1: Spreizung/Abduktion der Beine ist passiv mit geringem Kraftaufwand der Pflegeperson möglich, die Intimpflege ist leichter durchzuführen.

0: Spreizung/Abduktion der Beine ist passiv ohne Kraftaufwand der Pflegeperson möglich, die Intimpflege kann optimal durchgeführt werden (**erwartetes Therapieziel**).

+ 1: Spreizung/Abduktion der Beine während des Wickelns und der Intimpflege erfolgt teilweise (< 50 %) durch aktive Mithilfe des Patienten.

+ 2: Spreizung/Abduktion der Beine während der Intimpflege erfolgt zum größten Teil (> 50 %) durch aktive Mithilfe des Patienten.

Videodokumentation

Die standardisierte Dokumentation eines Ausgangsstatus vor Therapiebeginn und im Therapieverlauf ermöglicht eine vergleichende Beurteilung des Therapieerfolges.

Gross Motor Function Measure

Dieses standardisierte, evaluierte und validierte Instrument zur Beurteilung therapeutischer Erfolge bei Kindern mit spastischen Bewegungsstörungen ist einerseits besonders empfehlenswert und bislang ohne gute Alternative; andererseits hat es aber zwei gravierende Nachteile für den Alltag: Erstens ist für die normale Routine der Aufwand sehr groß, und zweitens bildet es vorwiegend die bei den mittelschweren spastischen Bewegungsstörungen möglichen Veränderungen ab. Alltagsrelevante funktionelle Veränderungen werden mit diesem rein motorisch fokussierenden Meßinstrument nicht erfaßt. Die "funktionell sehr Guten" fallen ebenso durch dieses Raster wie die "funktionell sehr Schlechten".

Andere Instrumente

Instrumente zur Evaluierung der Alltagsrelevanz der lokalen Veränderungen befinden sich im Stadium der klinischen Erprobung und umfassen beispielsweise standardisierte Fragebögen für Eltern und Physiotherapeuten.

4.9. Zehn-Punkte-Check

Ätiologie und Phänomenologie

- Ätiologie?
- Typ und Schweregrad der spastischen Bewegungsstörung

Aufklärung

- individuelles Einverständnis
- Ethik-Kommission

Therapieziel

- fokales motorisches Problem (durch muskuläre Hyperaktivität)
- dynamisch > fixiert
- funktionelle Alltagsrelevanz

Dosierung und Reinjektion

- Dosis pro Muskel, wie viele Stellen?
- Dosis pro kg Körpergewicht
- Reinjektionsintervall

Grenzen

- nicht "beliebig viele" Muskeln injizierbar
- fokale Therapie - nichtfokale Störung

Durchführung

- 24- oder 27-Gauge-Injektionskanülen, 1 ml-Tuberkulin-Spritzen
- Lokalanästhetika (EMLA®-Creme, Vereisungsspray) bei Bedarf
- Sedierung (Midazolam/Dormicum® rectal oder intranasal) bei Bedarf

Evaluation

- lokale Kontrolle
- funktionelle Kontrolle
- Gesamtevaluation (zum Beispiel nach 6 Monaten unter Therapie)

Abbruchkriterien

- Tolerabilität (?)
- Nebenwirkungen (?)
- Aufwand-Erfolg-Relation (?)
- Zuführung zur geplanten OP

Multidisziplinarität

- Gesamtkonzept (Ziel, Methoden, Zeitplan) abgestimmt zwischen Neuropädiatern, Orthopäden, Neurologen und Physiotherapeuten

Kombination

- Physiotherapie
- Orthesen
- Therapiegipse
- orthopädisch-chirurgische Versorgung
- Baclofen

Botulinumtoxin-Behandlung autonomer Störungen

5. Botulinumtoxin-Behandlung autonomer Störungen

BoNT/A blockiert nicht nur die Freisetzung von Acetylcholin im Bereich der neuromuskulären Synapse, sondern hemmt auch die Transmitterfreisetzung in autonomen cholinergen Nervenendigungen. Dies betrifft vorwiegend das cholinerge parasympathische Nervensystem, aber auch postganglionäre cholinerge sympathische Nerven, die die Schweißdrüsen innervieren. BoNT/A ist deshalb zur lokalen Behandlung verschiedener autonomer Störungen, die mit einer cholinergen Überaktivität einhergehen, besonders geeignet.

5.1. Störungen der Blasenfunktion

Detrusor-Sphinkter-Dyssynergie

Symptomatik

Die Detrusor-Sphinkter-Dyssynergie (DSD) stellt ein besonderes therapeutisches Problem bei Patienten mit Rückenmarksläsionen dar. Sie führt zu hohen intravesikalen Drücken, unzureichender Blasenentleerung in Verbindung mit rezidivierenden Harnwegsinfekten, autonomer Hyperreflexie und zu vesikorenalem Reflux mit der Gefahr einer irreversiblen Nierenfunktionsstörung. Trotz verschiedener therapeutischer Möglichkeiten wie medikamentöser Spasmolyse, verschiedenen Formen der Katheterisierung und chirurgischen Maßnahmen bleibt der Behandlungserfolg oft unbefriedigend.

Therapie

Obwohl BoNT/A bereits seit vielen Jahren zur Therapie der DSD eingesetzt wird, gibt es bislang nur eine begrenzte Anzahl von Studien zu dieser speziellen Indikation. Voraussetzung für die Behandlung einer DSD ist die exakte urodynamische Analyse der Blasenentleerungsstörung, die in der Regel in Zusammenarbeit mit dem Urologen erfolgt. Grundsätzlich kann die Injektion in den Sphinkter urethrae externus zystoskopisch oder transperineal durchgeführt werden. Meist wird die zystoskopische Injektion unter Antibiotikaschutz bevorzugt. Die Angaben zur Dosierung schwanken von Anwender zu Anwender und liegen bei 250 MU Dysport® pro Sitzung bzw. zwischen jeweils 10 MU Botox® an zwei Stellen bis zu jeweils 25 MU Botox® an vier Stellen des Sphinkter urethrae externus (Verdünnung 100 MU Botox®/2,5 bis 4 ml 0,9 % NaCl; EMG-Kontrolle). Zur Verlängerung der Wirkdauer wird dieses Vorgehen in 4-wöchentlichen Abständen zweimal wiederholt. Je nach verwendeter Dosis beträgt die Wirkdauer zwischen 2 und 9 Monaten. Nach erfolgreicher Injektion kommt es zu einer Reduzierung des maximalen urethralen Druckes während der DSD, einer Verkürzung der Dauer der DSD und zu einer Verminderung des Basisdruckes des Sphinkter urethrae. Patienten mit Blasenhals-Dyssynergie profitieren von der Behandlung wenig. Da die Behandlung aufwendig und relativ kostenintensiv ist, kommt die BoNT/A-Behandlung der DSD besonders für tetraplegische Patienten ohne Möglichkeit der Selbstkatheterisierung in Betracht oder für Patienten, die einen operativen Eingriff nicht durchführen lassen möchten.

Nebenwirkungen

Nebenwirkungen einer BoNT/A-Behandlung der DSD sind sehr selten und können grundsätzlich in

- schmerzhafter Injektion
- Harnwegsinfektionen
- Hämaturie und
- vorübergehender Inkontinenz

bestehen.

5.2. Gastroenterologische Indikationen

5.2.1. Achalasie

Symptomatik

Die Achalasie ist eine neuromuskuläre Erkrankung im Bereich der glatten Muskulatur des Ösophagus. Sie ist gekennzeichnet durch

- eine Störung der propulsiven Peristaltik im Bereich des tubulären Ösophagus,

- ein erhöhtes (oder auch normales) Druckniveau im unteren Ösophagussphinkter,
- das Unvermögen dieses Sphinkters, während des Schluckaktes ausreichend zu relaxieren.

Die Ursache der Erkrankung ist bislang nicht geklärt. Histologisch findet sich eine Verminderung der Ganglienzellen im Plexus myentericus. Die klinischen Beschwerden äußern sich in

- Dysphagie,
- Regurgitationen,
- retrosternalem Druckgefühl und
- Schmerzen.

Ohne adäquate Behandlung kann es zu Gewichtsverlust und, vor allem bei älteren Patienten, zu Aspirationspneumonien kommen. Wegweisende Befunde für die Diagnose einer Achalasie können sowohl die Endoskopie als auch die Röntgenkontrastuntersuchung des Ösophagus erbringen. Die exakte Diagnosestellung insbesondere in frühen Stadien sowie die Zuordnung zu einer der drei Untergruppen

- *hypermotile Form*
- *hypomotile Form*
- *amotile Form*

ermöglicht allein die Manometrie des Ösophagus einschließlich des unteren Ösophagussphinkters. Die derzeit akzeptierten Behandlungsverfahren der Achalasie bestehen in der Ballondilatation des unteren Ösophagussphinkters oder der Myotomie des Sphinkters nach Heller. Beide Methoden sind in bis zu 90 % der Fälle erfolgreich, jedoch kann es bei 1-10 % der Dilatationen zu einer Perforation des Ösophagus kommen. Ferner wird bei 17-40 % der Patienten mit einer Hellerschen Myotomie postoperativ eine gastroösophageale Refluxkrankheit beobachtet.

Therapie

Zur Behandlung der Achalasie mit BoNT/A gibt es bislang nur eine beschränkte Anzahl von Publikationen. Langzeitergebnisse über mehrere Jahre fehlen noch.

Das Prinzip der Therapie besteht in einer chemischen Denervierung erregender cholinerger Nervenfasern, die bei Fehlen hemmender Neurone eine ausreichende Erschlaffung des unteren Ösophagussphinkters verhindern.

Zunächst wird der untere Ösophagussphinkter über ein flexibles Endoskop eingesehen. Es hat sich bewährt, je 20 MU Botox® in die vier Quadranten des unteren Ösophagussphinkters über eine Sklerotherapienadel zu injizieren (Gesamtdosis 80 MU Botox®, selten mehr; 100 MU Botox® mit 5 ml 0,9 % NaCl verdünnt). Das Präparat Dysport® kann in einer Gesamtdosis von bis zu 300 MU appliziert werden.

Mit einem Wirkungsmaximum ist innerhalb von 1 bis 4 Wochen zu rechnen. Basierend auf den bislang vorliegenden Erfahrungen sprechen bis zu zwei Drittel der Behandelten längerfristig auf die Therapie mit BoNT/A gut an. Bei unzureichendem Effekt der Erstinjektion kann eine Reinjektion erforderlich sein. Die Wirkdauer liegt in einem Bereich zwischen 8 und 13 Monaten.

Der Stellenwert der BoNT/A-Behandlung der Achalasie kann noch nicht abschließend beurteilt werden. Die Methode ist sicher und effektiv, jedoch sind wegen der zeitlich begrenzten Wirkung von BoNT/A wiederholte Endoskopien und Injektionsbehandlungen langfristig notwendig. Hier müssen sowohl der Aufwand für Arzt und Patient als auch die Kosten der Behandlung im Vergleich zu den alternativen Therapieverfahren bedacht werden. Unter Abwägung dieser Faktoren wird die BoNT/A-Behandlung der Achalasie daher in erster Linie für ältere und multimorbide Patienten und nach vorangegangenen Komplikationen wie z.B. Perforationen in Betracht kommen.

Nebenwirkungen

Nebenwirkungen der Therapie sind reversibel und können in einem passageren retrosternalen Schmerz oder in seltenen Fällen in einem gastroösophagealem Reflux bestehen.

5.2.2. Andere gastroenterologische Indikationen

Neben der Achalasie ist die Wirkung von Botulinumtoxin im gastroenterologischen Bereich am besten bei der **chronischen Analfissur** untersucht und dokumentiert. Die Pathophysiologie dieser Erkrankung ist nicht vollständig klar, ein chronisch erhöhter Tonus des Sphinkter ani internus scheint aber ein wesentlicher Faktor in der Entstehung chronischer Analfissuren zu sein. Die derzeit gängigsten Therapieverfahren sind die Sphinkterdilatation und Sphinkterotomie, die mit einer Erfolgsrate von etwa 80 - 90 % zu einer Abheilung der Fissur führen.

Die Injektion von BoNT/A in den Sphinkter ani externus ist ein elegantes Therapieverfahren, um den Circulus vitiosus in der Entstehung der chronischen Analfissur zu unterbrechen. In einer großen Studie von Jost (1997) führte die Behandlung nach ca. sechs Monaten bei etwa 80 % der behandelten Patienten zu Schmerzfreiheit und Abheilung der Analfissur. Der Vorteil der Methode besteht darin, daß man eine passagere Parese des Sphinkter ani erreichen kann, ohne die irreversiblen Komplikationen chirurgischer Verfahren (Inkontinenz für Stuhl oder Winde in bis zu 40 %) fürchten zu müssen.

Die Injektion von BoNT/A in den Analsphinkter kann mit oder ohne EMG-Kontrolle erfolgen. Es hat sich als effektiv erwiesen, den Sphinkter ani externus zu beiden Seiten der Fissur mit jeweils 10 bis 20 MU Dysport® bzw. 2,5 bis 5 MU Botox® zu injizieren. Nebenwirkungen der Behandlung sind gelegentlich schmerzhafte Injektionen und selten passagere Inkontinenz (7 %). Die Rezidivquote liegt bei etwa 8 %.

Verschiedene andere gastroenterologische Störungen wurden ebenfalls mit BoNT/A behandelt. Es handelt sich dabei um vielfach noch experimentelle Therapiemaßnahmen bei einzelnen Patienten. So wurde BoNT/A erfolgreich injiziert zur Behandlung

- einer gesteigerten Aktivität des oberen Ösophagussphinkters unterschiedlicher Genese (M. cricopharyngeus),
- des Anismus,
- chronischer Obstipation und
- einer Sphinkter Oddi-Dysfunktion

5.3. Fokale Hyperhidrosen, gustatorisches Schwitzen, pathologische Tränensekretion

5.3.1. Hyperhidrosis palmaris und axillaris

Symptomatik

Die fokale idiopathische Hyperhidrose ist eine relativ häufige Schwitzstörung, deren Ursache bislang ungeklärt ist. Eine familiäre Häufung ist zu beobachten. Bevorzugte Stellen sind die Hände, Achselhöhlen und Füße. Gelegentlich kann auch die Gesichtsregion betroffen sein. Bei exzessivem Schwitzen läuft der Schweiß den Arm entlang herunter oder tropft von den Händen. Dies führt zu z.T. erheblichen Beeinträchtigungen und Einschränkungen im beruflichen und auch privaten Bereich. Der Leidensdruck der Patienten ist oft erheblich. Profuses Schwitzen führt auch zu Hautmazerationen, die Sekundärinfektionen begünstigen.

Bislang übliche Behandlungsverfahren bestehen in systemischer Gabe von Anticholinergika, lokaler Applikation von Säuren, Aldehyden, Metallsalzen (Aluminiumchlorid) und Iontophorese. Sind diese Möglichkeiten ausgereizt, werden gelegentlich Sympathikusblockaden oder invasive chirurgische Maßnahmen wie transthorakale Sympathektomie und Exzision oder Kürettage der aktivsten Schweißsekretionsareale durchgeführt. Diese invasiven Verfahren sind jedoch mit einer hohen Rezidivquote und einer z.T. erheblichen Komplikationsrate behaftet. Außerdem entstehen oft exzessive Narben.

Therapie

Die sub- oder intrakutane BoNT/A-Injektion hat sich zur Behandlung von fokalen Hyperhidrosen in verschiedenen Studien als äußerst effektiv und sicher erwiesen. Durch die Behandlung mit BoNT/A wird die Aktivität der ekkrinen Schweißdrüsen vermindert (cholinerge Innervation), während die der apokrinen unbeeinträchtigt bleibt (adrenerge Innervation). Die Wirkung beginnt meist schon am zweiten bis dritten Tag nach der Injektion und zeigt ein Maximum um den 7. bis 10. Tag p.i.. Die Wirkdauer beträgt nach bisherigen Erkenntnissen etwa 4 - 12 Monate und ist somit länger als nach intramuskulärer Injektion. Regelhaft kommt es nach der Injektion zu einem Sistieren der Schweißproduktion im injizierten Areal, was qualitativ mittels des Schweißtests nach Minor und auch quantitativ gravimetrisch (Schweißsekretion pro Zeiteinheit) objektiviert werden kann. Die Behandlung mit BoNT/A dient der Behandlung schwer betroffener Patienten nach Ausschöpfen aller Alternativen bevor invasive Maßnahmen erwogen werden. Möglicherweise wird sie in Zukunft die Therapie der Wahl bei exzessiver Hyperhidrose darstellen.

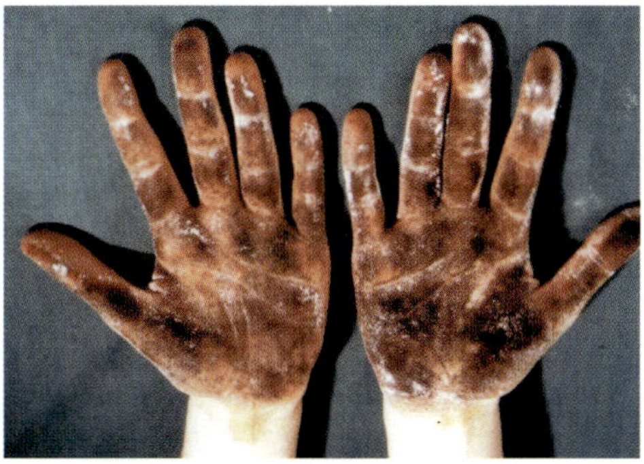

a

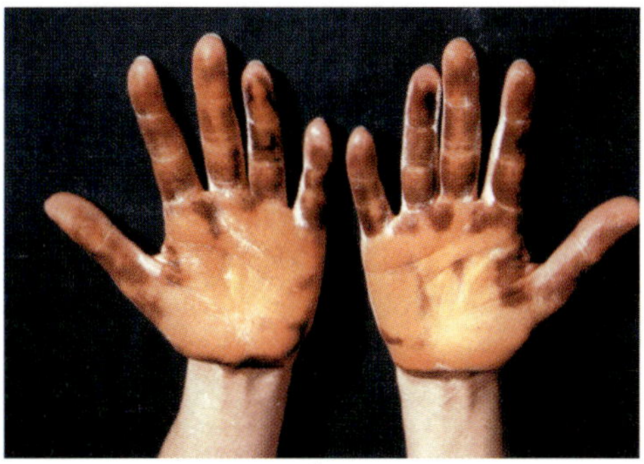

b

Abb. 5.1a+b: Hyperhidrose der Hände vor BoNT/A (Dunkelfärbung der hyperhidrotischen Areale nach Jod-Stärke-Test) (a); nach Injektion von BoNT/A fehlende Schweißsekretion in den injizierten Gebieten (b).

Vor jeder Injektion muß mittels des Schweißtests nach Minor die exakte Lokalisation und Ausdehnung des hyperhidrotischen Areals festgestellt werden. Aufgrund eigener Erfahrungen hat sich bewährt, die Grenzen der identifizierten Region mit einem Stift zu markieren und die jeweilige Fläche in Quadrate von beispielsweise 2 x 2 cm zu unterteilen. Es werden dann pro Kästchen etwa 10 MU Dysport® bzw. 3 MU Botox® (Verdünnung 500 MU Dysport® bzw. 100 MU Botox®/5 ml 0,9 % NaCl) fächerförmig intrakutan injiziert. Der Therapieerfolg wird nach 2 - 3 Wochen kontrolliert. Noch verbliebene hyperhidrotische Areale können ggf. nachinjiziert werden.

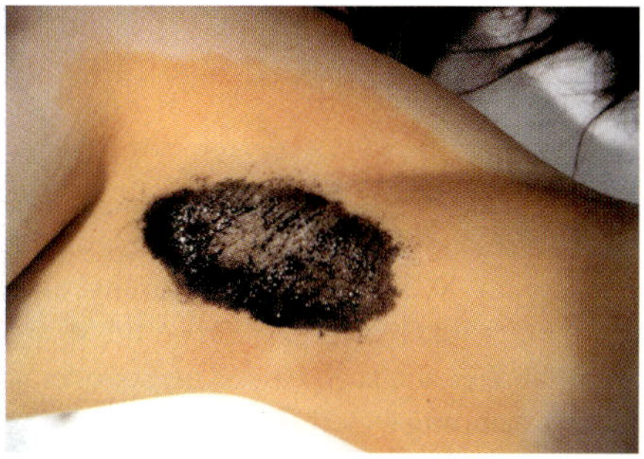

a

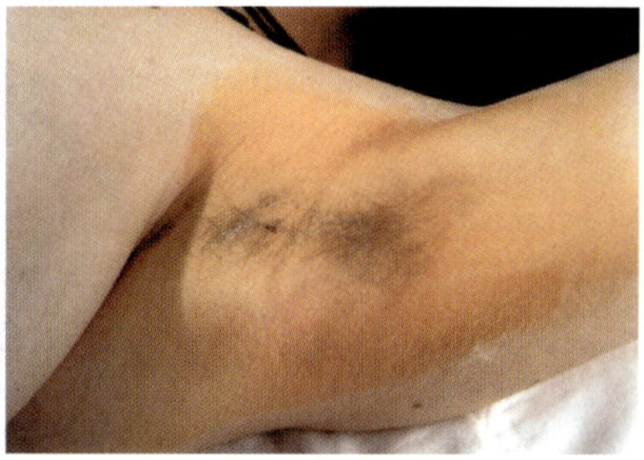

b

Abb. 5.2a+b: Umschriebene axilläre Hyperhidrose (Dunkelfärbung des hyperhidrotischen Areals nach Jod-Stärke-Test) (a); völliges Verschwinden der Hyperhidrose nach BoNT/A-Injektion (b).

Nebenwirkungen

Nebenwirkungen der Hyperhidrose-Behandlung mit BoNT/A sind im wesentlichen durch eine Diffusion des Toxins in benachbarte Regionen bedingt. An den Händen kann es zu einer passageren Parese der kleinen Handmuskeln kommen, die meist subklinisch (vigorimetrisch meßbar) bleibt, mitunter aber auch klinisch manifest in Erscheinung treten kann. Die Injektion kann besonders im Bereich der Hände und Achseln schmerzhaft sein. An den Händen kann deshalb zuvor eine Nervenblockade mit Lokalanästhetika durchgeführt werden (Nn. medianus und ulnaris). Die Applikation von anästhesierenden Salben reduziert zwar den Einstichschmerz, aber nicht die Schmerzen während der Infiltration. Gelegentlich kommt es zu kleineren Hämatomen an der Injektionsstelle, die keiner weiteren Behandlung bedürfen. Langfristige Nebenwirkungen einer wiederholten Hyperhidrose-Behandlung mit BoNT/A sind aber aufgrund der Neuartigkeit dieser Behandlungsform nicht bekannt.

5.3.2. Gustatorisches Schwitzen

Symptomatik

Das gustatorische Schwitzen (aurikulotemporales Syndrom, Frey-Syndrom) ist eine Störung, die sich in Form einer lokalen Hyperhidrose im Wangen- und Schläfenbereich nach Genuß heißer oder stark gewürzter Nahrung äußert. Bei ausgeprägter Symptomatik tropft der Schweiß während des Essens auf die Nahrung. Das gustatorische Schwitzen tritt häufig nach Operationen der Ohrspeicheldrüse auf und ist auf eine posttraumatische Fehlsprossung von regenerierenden parasympathischen Nervenfasern zu Schweißdrüsen in der Haut zurückzuführen. Die Erkrankung kann auch nach Sympathektomie auftreten und Bestandteil der autonomen Neuropathie bei Diabetes mellitus sein. Seltene Ursachen sind Verletzungen der chorda tympani, Herpes zoster und Cluster-Kopfschmerz. Bisherige Behandlungsstrategien bestehen in lokaler Applikation von Scopolamin oder Aluminiumchlorid. In schweren Fällen von gustatorischem Schwitzen wurde eine Destruktion des N. tympanicus durchgeführt.

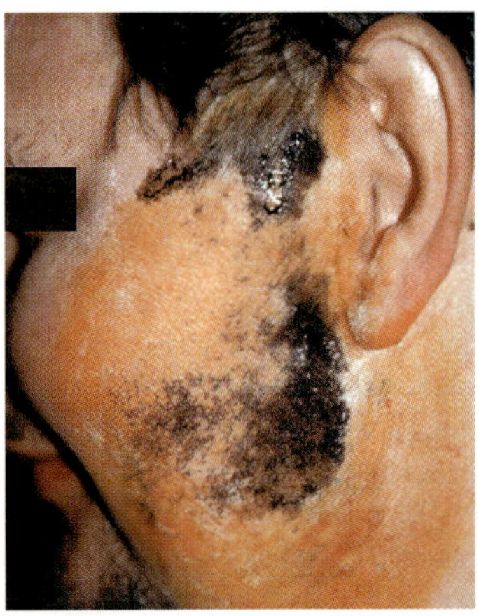

a

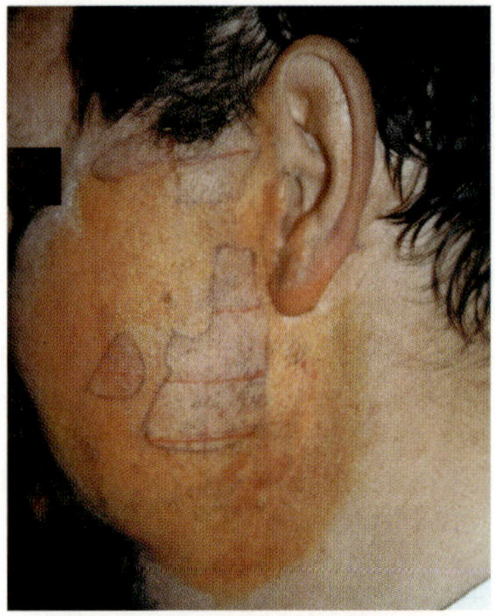

b

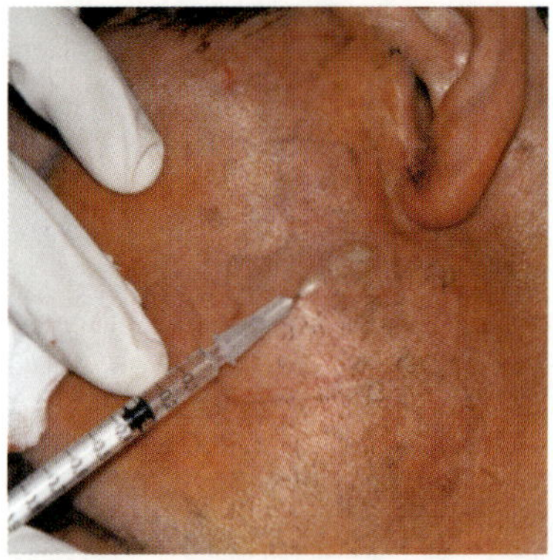

c

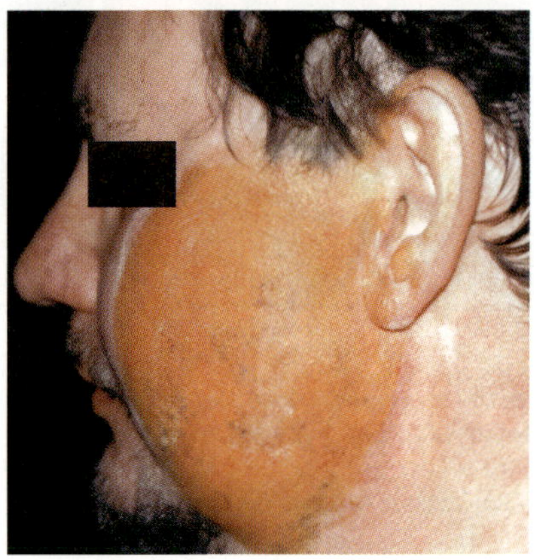

d

Abb. 5.3a-d: Injektionstechnik von BoNT/A bei gustatorischem Schwitzen. Anfärbung des hypersekretorischen Areals mit Jod-Stärke-Test (a), Markierung des betroffenen Areals (b), intrakutane Injektion von BoNT-A (c). Zustand nach erfolgreicher Injektion: kein Nachweis mehr von gustatorischem Schwitzen (d).

Therapie

Es liegen bislang nur wenige Studien zur Therapie des gustatorischen Schwitzens vor. Die Ergebnisse sind jedoch so überzeugend, daß die intrakutane Applikation von BoNT/A heute als effektivste und nebenwirkungsärmste Behandlungsform des gustatorischen Schwitzens angesehen werden kann und somit die Therapie der Wahl darstellt. Die Wirkung beginnt wie bei der palmaren Hyperhidrose meist schon am zweiten bis dritten Tag nach der Injektion und zeigt ein Maximum etwa eine Woche p.i. Die Wirkdauer ist wesentlich länger als nach intramuskulärer Applikation von BoNT/A und selbst intrakutaner Injektion zur Behandlung des palmaren oder axillären Schwitzens. Rezidivfreie Intervalle von über zwei Jahren wurden berichtet.

Auch im eigenen Patientengut fand sich 12 Monate nach Injektion noch kein Wiederauftreten der Hyperhidrose.

Aufgrund eigener Erfahrungen an einer größeren Gruppe von 45 Patienten mit gustatorischem Schwitzen nach Parotisoperation hat sich das folgende **Therapieschema** bewährt:

- Zunächst wird im Schweißtest nach Minor und nach Stimulation der Schweißsekretion durch Kauen saurer Drops das genaue hyperhidrotische Areal dokumentiert (☞ Abb. 5.3a). Es ist darauf zu achten, daß auch die gesamte Kopfhaut im Bereich der Temporalregion über dem Ohr angefärbt wird, da das gustatorische Schwitzen sich oftmals nicht nur auf die Wangen- und Gesichtsregion beschränkt, sondern manche Patienten durch das Anfeuchten der Haare während des Essens beeinträchtigt sind.
- Die Grenzen des Areals werden markiert (☞ Abb. 5.3b) und die Fläche in Quadrate zu je 1,5 x 1,5 cm (2,25 cm^2) unterteilt.
- Pro Kästchen werden intrakutan injiziert
  - 8 MU Dysport® (Verdünnung 500 MU Dysport®/5 ml 0,9 % NaCl; ☞ Abb. 5.3c) oder
  - 2 MU Botox® (Verdünnung 100 MU Botox®/5 ml 0,9 % NaCl).
- Es erfolgt eine Kontrolluntersuchung 2 Wochen p.i., um verbliebene hyperhidrotische Areale noch beseitigen zu können.

Nebenwirkungen

Die BoNT/A-Behandlung des gustatorischen Schwitzens kann insgesamt als sicher und nebenwirkungsarm betrachtet werden. Die Injektion kann bisweilen schmerzhaft sein, gelegentlich werden kleine lokale Hämatome im Bereich der Injektionsstellen beobachtet. Grundsätzlich muß das Risiko berücksichtigt werden, bei Injektionen im Bereich der lateralen Mundpartie einen Mundwinkeltiefstand durch Lähmung des M. zygomaticus hervorzurufen. Im eigenen Patientengut wurde eine derartige Nebenwirkung nie beobachtet, im Zweifelsfalle sollte man aber diesen Bereich von der Injektion aussparen. Langfristige Nebenwirkungen sind nicht bekannt.

5.3.3. Pathologische Tränensekretion (“Krokodilstränen”)

Symptomatik und Therapie

Beim Phänomen der sog. Krokodilstränen kommt es während des Essens zu einem unilateralen Tränenfluß. Die Störung tritt nach Läsionen des N. facialis auf und beruht vermutlich auf einer Fehlsprossung autonomer Nervenfasern zu den Tränendrüsen.

In Einzelfällen hat sich die Injektion von 10 bis 15 MU Dysport® bzw. 3 bis 5 MU Botox® in die Glandula lacrimalis bewährt. Die Behandlung sollte in Zusammenarbeit mit dem Ophthalmologen erfolgen. Die Gefahr einer Sicca-Symptomatik am betroffenen Auge scheint dabei gering zu sein.

Weitere Anwendungsgebiete für Botulinumtoxin

Dysport®

6. Weitere Anwendungsgebiete für Botulinumtoxin

6.1. Tremorerkrankungen

Grundlagen

Die Beobachtung, daß die BoNT/A-Behandlung zervikaler Dystonien oftmals auch einen zusätzlich vorliegenden Kopftremor bessert, begründete die ersten Versuche und Studien, BoNT/A zur Behandlung verschiedener Tremorformen einzusetzen. BoNT/A wurde bereits bei Tremorformen unterschiedlicher Ätiologie versuchshalber eingesetzt, jedoch nur beim dystonen Kopftremor, essentiellen Tremor des Kopfes und der Hände und beim Stimmtremor in größerer Fallzahl untersucht. Zur Behandlung des essentiellen Tremors der Hände liegt eine placebokontrollierte Doppelblindstudie vor.

> Grundsätzlich kommt die BoNT/A-Behandlung des Tremors für medikamentös ausbehandelte Patienten in Betracht.

Die bisherige Erfahrung zeigt allerdings, daß sich nur in etwa der Hälfte aller mit BoNT/A behandelten Patienten mit essentiellem Hand- oder Kopftremor eine befriedigende Besserung erzielen läßt. Eine exakte Analyse des Therapieerfolges ist durch die Tatsache erschwert, daß objektive Meßkriterien und subjektive Beurteilungen seitens der Patienten oft nicht gut miteinander korrelieren. Zur exakten Lokalisierung des Injektionsortes und zur Identifizierung der am deutlichsten betroffenen Muskeln wird die EMG-kontrollierte Injektion empfohlen.

Dystoner Tremor des Kopfes

Der dystone Tremor des Kopfes mit irregulärer Amplitude und Frequenz, der sich im Gegensatz zum essentiellen Tremor durch Tricks beeinflussen läßt, bessert sich oft schon allein durch die BoNT/A-Behandlung der zugrundeliegenden Dystonie (☞ Kap. 2.2.3.). Beim Vorliegen eines vorwiegend rotatorischen Tortikollis hat sich die zusätzliche Injektion des kontralateral zur Drehrichtung des Kopfes liegenden M. splenius capitis bewährt.

Essentieller Tremor des Kopfes

Der essentielle Tremor des Kopfes erweist sich **medikamentös** oftmals als besonders **therapieresistent**. Die Injektion von BoNT/A in die beiden Mm. splenii capitis und evtl. auch die Mm. sternocleidomastoidei (einseitig oder beidseits) kann zu einer Reduktion der Amplitude des Tremors führen. Der M. splenius capitis benötigt meist eine Dosis zwischen 150 und 250 MU Dysport® bzw. 40 und 70 MU Botox®. In Abhängigkeit vom individuellen Befund kann eine Dosisanpassung nach oben oder unten erforderlich sein. Die Injektion des M. sternocleidomastoideus ist, besonders bei beidseitiger Injektion, mit einem **erhöhten Risiko von Schluckstörungen** behaftet. Hier sollte die Dosis deshalb **besonders vorsichtig** gewählt werden.

> Je M. sternocleidomastoideus werden etwa 50 bis 150 MU Dysport® bzw. 20 bis 40 MU Botox® (selten mehr) injiziert.

Essentieller Tremor der Hände

Beim essentiellen Tremor der Hände wird BoNT/A meist in die Handgelenksextensoren oder -flexoren injiziert, selten erfolgt eine Injektion in proximalere Muskelgruppen am Oberarm. Die Behandlung sollte zur Vermeidung übermäßiger Paresen zunächst in einer niedrigen Dosierung begonnen werden (Mm. extensor carpi radialis oder ulnaris je 30 bis 70 MU Dysport® bzw. 10 bis 20 MU Botox®; Mm. flexor carpi radialis oder ulnaris je 50 bis 100 MU Dysport® bzw. 15 bis 25 MU Botox®); bei unzureichendem Effekt kann in späteren Sitzungen die Dosis vorsichtig erhöht werden.

Die Nebenwirkungen der Tremorbehandlung mit BoNT/A bestehen vor allem in Schluckstörungen bei der Behandlung zervikaler Muskeln und in behindernden Paresen nach Injektion von Unterarmmuskeln.

6.2. Schmerzsyndrome

Schmerzen, die im Zusammenhang mit **zervikalen Dystonien** auftreten und für manche Patienten die dominierende Behinderung darstellen, lassen sich erfahrungsgemäß **mit BoNT/A sehr gut beeinflussen**. Die Behandlung entspricht im Prinzip der Therapie bei zervikalen Dystonien (☞ Kap. 2.2.3.), gelegentlich können aber zusätzliche Injektionsstellen im Bereich des Schmerzmaximums erforderlich sein. Mitunter wird die BoNT/A-Injektion bei Patienten mit zervikalen Dystonien hauptsächlich bzw. vorwiegend zur Schmerzbehandlung durchgeführt.

Schmerzzustände im Rahmen der Spastizität der oberen und unteren Extremität **sprechen üblicherweise ebenfalls sehr gut auf BoNT/A-Injektionen an**. Zu Details der Behandlung wird auf die entsprechenden Absätze von Kapitel 3. und 4. verwiesen.

Es gibt darüber hinaus zahlreiche Berichte über weitere Möglichkeiten der Schmerzbehandlung durch Injektionen von BoNT/A. BoNT/A wurde zur Behandlung so unterschiedlicher Krankheitsbilder wie

- Spannungskopfschmerz
- chronischen Rückenschmerzen
- myofaszialem Schmerzsyndrom
- chronischem Tennisellenbogen
- Piriformis-Syndrom
- Schmerzen im Bereich der Kieferregion
- Gesichtsschmerzen etc.

eingesetzt. Eine definitive Aussage zum Wert von BoNT/A bei diesen Indikationen ist derzeit nicht möglich, da es sich zumeist um Einzelfallberichte bzw. sehr kleine Fallzahlen behandelter Patienten handelt. Die Ätiologie und Pathogenese - und somit auch der Wirkungsansatz von BoNT/A - ist bei vielen dieser Störungen noch nicht ausreichend geklärt und z.T. fehlen noch validierte Diagnosekriterien für einzelne dieser Krankheitssyndrome. Aufgrund eigener Erfahrungen kann jedoch bei chronischen therapieresistenten Lumbodorsalgien, die mit einem isolierten ausgeprägten paravertebralen Hartspann bei Fehlen neurologischer Ausfälle oder eines Bandscheibenprolapses einhergehen, die lokale Injektion von BoNT/A in die am meisten betroffenen paravertebralen Muskeln zu einem beeindruckenden und raschen Therapieerfolg führen. Die Auswahl solcher Patienten sollte immer sehr kritisch erfolgen.

6.3. Kosmetische Behandlung im Gesichtsbereich

In den vergangenen Jahren wuchs die Zahl der Berichte über kosmetische Behandlungsmöglichkeiten mit BoNT/A im Gesichtsbereich stetig. In erster Linie betraf dies die Behandlung von kosmetisch störenden Gesichtsfalten, die sich im Laufe des Älterwerdens besonders periokulär und im Bereich der Stirn ausbilden können. Eine Injektionsbehandlung mit BoNT/A kann aber im Gesichtsbereich auch nach vorangegangenen Läsionen wie z. B. nach peripheren Facialisparesen zur Verringerung von Asymmetrien oder zur Beseitigung störender Synkinesien indiziert sein. Zur Behandlung bietet sich, insbesondere bei Facialissynkinesien, die EMG-kontrollierte Injektion an. Die Injektionsstellen sind je nach klinischem Befund sehr variabel, pro Injektionspunkt werden je nach Indikation und Größe des Muskels zwischen 3 und 30 MU Dysport® bzw. 1 und 10 MU Botox® injiziert. Da bei Synkinesien nach peripheren Facialisparesen oftmals ein Verlust motorischer Axone des N. facialis vorliegt, sollte die Dosierung von BoNT/A zur Vermeidung unerwartet starker und langanhaltender Paresen außerordentlich vorsichtig erfolgen.

Wertung und Ausblick

7. Wertung und Ausblick

Seit der Einführung von BoNT/A Anfang der 80er Jahre durch *A. Scott* und *E. Schantz* wurde das Toxin über viele Jahre hauptsächlich zur Behandlung von Dystonien und des Spasmus hemifacialis mit großem Erfolg eingesetzt. Erst in den letzten Jahren wurde der therapeutische Nutzen von BoNT/A auch für andere Indikationen erkannt und in größeren Studien belegt.

In erster Linie ist hier die BoNT/A-Behandlung der Spastizität im Erwachsenenalter und der spastischen Bewegungsstörung im Kindesalter zu nennen, die ein reversibles Eingreifen in dynamische Prozesse ermöglicht und somit die Chance besitzt, Sekundärveränderungen an den Gelenken und Muskeln zu vermeiden bzw. zu bessern.

Der optimale Zeitpunkt einer BoNT/A-Injektion bei Patienten mit Spastizität, d. h. wie früh der Einsatz von BoNT/A aus medizinischer Sicht sinnvoll und aus Kostengründen vertretbar ist, bleibt in weiteren Studien abzuklären.

Ein ganz neues und sicherlich zukunftsträchtiges Gebiet stellt die BoNT/A-Behandlung autonomer Störungen dar. Erste Studien zeigen die Wirksamkeit und Effektivität einer derartigen Behandlung in den Bereichen Gastroenterologie, Dermatologie und auch Neurologie. Zum Teil stellt BoNT/A eine Alternative zu etablierten Therapiemethoden (z.B. bei Achalasie) dar, jedoch ermöglicht die BoNT/A-Behandlung erstmals auch ein nicht-invasives Vorgehen, das gängigen Verfahren an Effektivität und Risiken überlegen sein kann (z.B. bei Hyperhidrosen oder Analfissuren). Die Zukunft wird zeigen, welchen Stellenwert diese neue Behandlungsmethode in der Therapie einzelner autonomer Störungen letztlich einnehmen wird.

Große Hoffnungen werden in die BoNT/A-Behandlung von Schmerzen unterschiedlicher Genese gesetzt, wobei der zu Grunde liegende Wirkmechanismus derzeit unklar ist. Verschiedene Studien zur BoNT/A-Behandlung von Schmerzzuständen sind derzeit in Vorbereitung bzw. Durchführung und werden im Laufe der kommenden Jahre eine Aussage über das Kosten-Nutzen-Verhältnis einer solchen Behandlung zulassen.

Das **Problem der Induktion neutralisierender Antikörper** durch wiederholte BoNT/A-Injektionen wird auch in den kommenden Jahren noch relevant bleiben. Zur Bekämpfung dieses Problems gibt es im Prinzip zwei unterschiedliche Ansätze, einen präventiven und einen therapeutischen: zum einen muß seitens der Hersteller von Botulinumtoxinen Sorge getragen werden, daß möglichst reine Präparationen des Neurotoxins mit hoher spezifischer Aktivität auf den Markt kommen, die nicht mehr immunogen wirken; andererseits müssen Alternativen entwickelt werden, wie dies derzeit mit der Erprobung anderer Serotypen von Botulinumtoxin geschieht. Da diese neuen Serotypen (Typen *B* und *F*) aber derzeit noch durch schwächere Wirkung und kürzere Wirkdauer charakterisiert sind, wird das Antikörperproblem weiterhin aktuell bleiben. Die weitere Forschungsarbeit muß deshalb dahin gehen, echte Alternativen zum Serotyp A zu entwickeln, die bei relativ niedriger Dosierung auch eine entsprechend lange Wirkdauer besitzen.

Neben diesen klinischen Indikationen ist aber BoNT/A auch eine für die Wissenschaft hochinteressante und vielversprechende Substanz. Wir haben mit BoNT/A einen Stoff zur Verfügung, dessen schwere Kette als Transportmittel in cholinerge Neurone fungiert und dessen leichte Kette universell den Exocytosevorgang verschiedener Neurotransmitter hemmen kann. Dies läßt erahnen, daß BoNT/A in der Medizin in all den Situationen einsetzbar sein könnte, die ein Einschleusen von Substanzen in cholinerge Neurone oder eine Regulierung von Freisetzungsvorgängen verschiedener Transmitter verlangen. Man darf sicher gespannt sein, welche neuen Indikationen sich daraus ergeben werden.

Weiterführende Literatur (Auswahl)

8. Weiterführende Literatur (Auswahl)

1. Botulinumtoxin - Allgemeine Grundlagen

Ahnert-Hilger G, Bigalke H. Molecular aspects of tetanus and botulinum neurotoxin poisoning. Progress Neurobiol 1995;46:83-96

Borodic GE, Ferrante RJ, Pearce LB, Alderson K. Pharmacology and histology of the therapeutic application of botulinum toxin. In: Jankovic J, Hallett M. Therapy with botulinum toxin. Marcel Dekker, New York 1994:119-157

Borodic G, Johnson E, Goodnough M, Schantz E. Botulinum toxin therapy, immunologic resistance, and problems with available materials. Neurology 1996;46:26-29

Montecucco C, Giampietro S, Tugnoli V, deGrandis D. Botulinum neurotoxins: mechanism of action and therapeutic applications. Molecular Medicin Today 1996;418-424

Toyka K.V. Disorders of cholinergic synapses in the peripheral nervous system. In: Handbook of experimental pharmacology. Whittaker VP (Hrsg.). Springer Verlag Berlin 1988: 697-724

Wohlfahrt K, Göschel H, Frevert J, Dengler R, Bigalke H. Botulinum A toxins: units versus units. Naunyn-Schmiedeberg's Arch Pharmacol 1997;355:335-340

Zuber M, Sebald M, Bathien N, de Recondo J, Rondot P. Botulinum antibodies in dystonic patients treated with type A botulinum toxin. Frequency and significance. Neurology 1993;43:1715-1718

2. Botulinumtoxin-Behandlung dystoner Bewegungsstörungen und des Spasmus hemifacialis

Anderson TJ, Rivest J, Stell, et al. Botulinum toxin treatment of spasmodic torticollis. J Roy Soc Med 1992;85:524-529

Berg D und Naumann M. Behandlungsstrategien des Schreibkrampfes. Neurol Rehab, im Druck

Brin MF, Fahn S, Moskowitz, et al. Localized injections of botulinum toxin for the treatment of focal dystonia and hemifacial spasm. Mov Disord 1987;2:237-254

Csala B, Deuschl G. Kraniozervikale Dystonien. Nervenarzt 1994:65;75-94

Dodel R, Kirchner A, Koehne-Volland R, et al. Costs of treating dystonias and hemifacial spasm with botulinum toxin A. Pharmacoeconomics 1997;12:695-706

Grandas F, Elston J, Quinn N, Marsden CD. Blepharospasm: a review of 264 patients. J Neurol Neurosurg Psychiatry 1988;51:767-772

Jancovik J. Botulinum toxin in movement disorders. Curr Opin Neurol 1994;7:358-366

Jankovic J, Schwartz K. Botulinum toxin injections for cervical dystonia. Neurology 1990;40:277-280

Naumann M, Dauphin M, Reichmann H, Reiners K. Botulinumtoxin in the treatment of paradoxical activity of jaw movement. J Neurol Neurosurg Psychiatry 1995;59:192-193

Naumann M, Reiners K. Long-latency reflexes of hand muscles in idiopathic focal dystonia and their modification by botulinum toxin. Brain 1997;120:409-416

Naumann M, Pirker W, Reiners, K, Lange KW, Becker G, Brücke T. Imaging the pre- and postsynaptic side of striatal dopaminergic synapses in idiopathic cervical dystonia: A SPECT Study Using [^{123}I] epidepride and [^{123}I] β-CIT. Mov Disord 1998,13:319-323

Poewe W, Schelosky L, Kleedorfer B. et al. Treatment of spasmodic torticollis with local injections of botulinum toxin. One year follow-up in 37 patients. J Neurol 1992;239:21-25

Pullman SL, Greene P, Fahn S, Pedersen SA. Approach to the treatment of limb disorders with botulinum toxin A. Experience with 187 patients. Arch Neurol 1996;53:617-624

Rivest J, Lees AJ, Marsden CD. Writer's cramp: Treatment with botulinum toxin injections. Mov Disord 1991;6:55-59

Wissel J, Poewe W. Electromyography for identification of dystonic muscles. In: Moore P. (ed.) Botulinum toxin treatment. Blackwell Science Oxford 1995:54-673.

3. Botulinumtoxin-Behandlung der Spastizität im Erwachsenenalter

Benecke R. Botulinum toxin for spasms and spasticity in the lower extremities. In: Jankovic J, Hallett M. Therapy with botulinum toxin. Marcel Dekker, New York 1994:557-565

Editorial, Spasticity, Lancet 1989, ii:1488-1490

Yablon SA, Agana BT, Ivanhoe CB, Boake C. Botulinum toxin in severe upper extremity spasticity among patients with traumatic brain injury. An open-labeled trial. Neurology 1996;47:939-944

Young RR, Delwade PJ. Drug therapy: spasticity (first of two parts). N Engl J Med 1981;304:28-33

4. Botulinumtoxin-Behandlung der Spastizität im Kindes- und Jugendalter

Boyd R, Graham K. Botulinum toxin A in the management of children with cerebral palsy: indications and outcome. European Journal of Neurology 1997;4:15-22.

Corry IS, Cosgrove AP, Walsh EG, McClean D, Graham HK. Botulinum toxin A in the hemiplegic upper limb: a double-blind trial. Dev Med Child Neurol 1997; 39:185-193.

Cosgrove AP, Graham HK. Botulinum toxin A prevents the development of contractures in the hereditary spastic mouse. Dev Med Child Neurol 1994; 36:379-385.

Cosgrove AP, Corry IS, Graham HK. Botulinum toxin in the management of the lower limb in cerebral palsy. Dev Med Child Neurol 1994; 36:386-396.

Forssberg H, Kristina B.T. Botulinum toxin in cerebral palsy: intervention with poor evaluation? Dev Med Child Neurol 1997; 39:635-640.

Heinen F, Wissel J, Philipsen A, et al. Interventional Neuropediatrics: Treatment of dystonic and spastic muscular hyperactivity with botulinum toxin A. Neuropediatrics 1997;28:307-313

Heinen F, Mall V, Wissel J, et al. Botulinum Toxin A: Neue Möglichkeiten in der Behandlung spastischer Bewegungsstörungen. Monatsschrift für Kinderheilkunde 1997; 145:1088-1092.

Koman LA, Mooney JF, Smith BP, Goodman A, Mulvaney T. Management of spasticity in cerebral palsy with botulinum-A toxin: report of a preliminary, randomized, double-blind trial. J Pediatr Orthop 1994; 14:299-303.

Michaelis R., Niemann G.: Die sogenannten Zerebralparesen. In: Entwicklungsneurologie und Neuropädiatrie. Stuttgart: Hippokrates-Verl., 1995: S 89 ff

5. Botulinumtoxin-Behandlung autonomer Störungen

Bhutani MS. Gastrointestinal uses of botulinum toxin. Am J Gastroenterol 1997;92:929-933

Dykstra DD, Sidi AA. Treatment of detrusor-sphincter dyssynergia with botulinum A toxin: a double-blind study. Arch Phys Med Rehabil 1990;71:24-26

Jost WH. One hundred cases of anal fissure treated with botulinum toxin. Early and long-term results. Dis Colon Rectum 1997;40:1029-1032

Naumann M, Flachenecker P, Bröcker EB, Toyka KV, Reiners K. Botulinum toxin for palmar hyperhidrosis. Lancet 1997;349:252

Naumann M, Hofmann U, Bergmann I, Hamm H, Toyka KV, Reiners K. Focal hyperhidrosis - effective treatment with intracutaneous botulinum toxin. Arch Dermatol 1998;134:301-304

Naumann M, Zellner M, Toyka KV, Reiners K. Botulinum toxin in the treatment of gustatory sweating, Ann Neurol 1997;42:973-975

Pasricha PJ, Ravich WJ, Hendrix TR, et al. Intrasphincteric botulinum toxin for the treatment of achalasia. N Engl J Med 1995;322:774-778

Schurch B, Haudri D, Rodic B, Curt A, Meyer M, Rossier AB. Botulinum-A toxin as a treatment of detrusor-sphincter dyssynergia: a prospective study in 24 spinal cord injury patients. J Urol 1996;155:1023-1029

6. Weitere Anwendungsgebiete für Botulinumtoxin

Chesire WP, Abashian SW, Mann DJ. Botulinum toxin in the treatment of myofascial pain syndrome. Pain 1994:59:65-69

Guyuron B, Huddleston SW. Aesthetic indications for botulinum toxin injection. Plastic and Reconstructive Surgery 1994;93:913-918

Jankovic J, Schwartz K. Botulinum toxin treatment of tremors. Neurology 1991;41:1185-1188

Jankovic J, Schwartz K, Clemence W, Aswad A, Mordaunt J. A randomized, double-blind, plazebo-controlled study to evaluate botulinum toxin type A in essential hand tremor. Mov Disord 1996;11:250-256

Pahwa R, Busenbark K, Swanson-Hyland EF. Botulinum toxin treatment of essential head tremor. Neurology 1995;45:822-824

Wissel J, Masuhr F, Schelosky L, Ebersbach G, Poewe W. Quantitative assessment of botulinum toxin treatment in 43 patients with head tremor. Mov Disord 1997;12:722-726

INDEX

S

T

U

V

W

Z

Markus Naumann

unter Mitarbeit von H. Hefter und F. Heinen

Dysport®

Klinische Anwendung von Botulinumtoxin

UNI-MED VERLAG

Priv.-Doz. Dr. med. Markus Naumann (Herausgeber)
Neurologische Klinik und Poliklinik
Bayerische Julius-Maximilians-Universität Würzburg
Josef-Schneider-Straße 11
97080 Würzburg
(Kap. 1.-3., 5.-6.)

Priv.-Doz. Dr. med. Dr. rer. nat. Harald Hefter
Neurologische Klinik
Heinrich-Heine-Universität Düsseldorf
Moorenstraße 54
40225 Düsseldorf
(Kap. 3.)

Dr. med. Florian Heinen
Abteilung Neuropädiatrie und Muskelerkrankungen
Universitäts-Kinderklinik
Albert-Ludwigs-Universität Freiburg
Mathildenstr. 1
79106 Freiburg
(Kap. 4.)

CIP-Titelaufnahme der Deutschen Bibliothek

Naumann, Markus:
Klinische Anwendung von Botulinumtoxin/Markus Naumann.-
1. Auflage - Bremen: UNI-MED, 1999
ISBN 3-89599-437-5

Gesamtherstellung in der Bundesrepublik Deutschland

Klinische Anwendung von Botulinumtoxin

1. Grundlagen

Wirkungsmechanismus

Botulinumtoxin wird von anaeroben Bakterien der Gattung *Clostridium botulinum* produziert. Es gibt sieben verschiedene Serotypen A-G. Das Toxin besteht aus einer leichten und aus einer schweren Kette. Der Wirkmechanismus am terminalen Axon cholinerger Neurone verläuft in drei Schritten:

- Bindung
- Internalisierung
- intrazelluläre neurotoxische Wirkung

Botulinumtoxin bindet mit der schweren Kette an spezifische Rezeptoren der Plasmamembran cholinerger Nervenendigungen und gelangt durch Endozytose in die Endosomen.

Die leichte Kette ist eine Protease, die im terminalen Axon cholinerger Nerven (somatomotorisch und vegetativ) spezifisch eine Aminosäurebindung eines Proteins des Fusionskomplexes spaltet (Abb. 1.1).

Die Inaktivierung von nur einem der drei Proteine des Fusionskomplexes verhindert die Verschmelzung der acetylcholingefüllten Vesikel mit der Plasmamembran, wodurch die Ausschüttung von Acetylcholin in den synaptischen Spalt verhindert wird.

Im Skelettmuskel führt die neuromuskuläre Blockade zu einer schlaffen Lähmung. Die Blockierung der Acetylcholinfreisetzung an parasympathischen Nervenendigungen führt zur Atonie glatter Muskeln und zu Funktionsstörungen anderer parasympathisch innervierter Organe. Eine entsprechende Hemmung der Transmitterfreisetzung an cholinergen sympathischen Nervenfasern führt zu Hypo- oder Anhidrose.

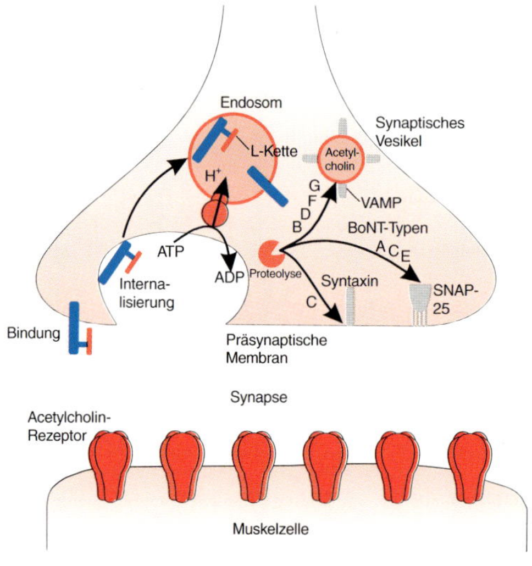

Abb. 1.1: Wirkmechanismus von Botulinumtoxin (Bindung, Internalisierung, intrazelluläre Wirkung).

Wirkdauer und Inaktivierung

Die klinische Wirkung von BoNT/A hält in der Regel etwa drei Monate an, kann sich jedoch, je nach Anwendungsgebiet und vorbestehender Schädigung eines peripheren Nervs (z.B. Spasmus hemifacialis), bis auf neun Monate und darüberhinaus verlängern. Während dieser Zeitspanne wird das Toxin intraneuronal von zelleigenen Proteasen gespalten. Die Nervenendigungen werden durch Clostridien-Neurotoxine nicht irreversibel geschädigt, denn die Toxine sind nicht zytotoxisch. Nach proteolytischer Inaktivierung der Toxine werden wieder neue Fusionsproteine synthetisiert, und die Nervenendigungen erlangen ihre ursprüngliche Funktion zurück (Restitution).

Morphologische Veränderungen nach Botulinumtoxin

Am menschlichen Muskel konnten selbst nach wiederholten Injektionen persistierende morphologische Veränderungen wie z. B. bleibende Muskelfaseratrophien nicht nachgewiesen werden.

Biologische Aktivität

Die biologische Aktivität von BoNT/A wird in Mäuseeinheiten (mouse units; MU) angegeben. Eine MU entspricht der Menge Toxin, bei der nach intraperitonealer Applikation die Hälfte der vergifteten Tiere einer bestimmten Mäusepopulation verstirbt (LD50).

Hinweis auf Dosierungen

Die in dieser Schrift angegebenen Dosierungsbereiche von BoNT/A für verschiedene Indikationen verstehen sich als Anhaltspunkte für die Behandlung. Jeder Therapeut muß für seine Patienten die intraindividuelle Dosis mit der höchsten Effektivität und geringsten Nebenwirkungsrate ermitteln.

Nebenwirkungen

Bei einer zu hohen Initialdosis, aufgrund lokaler Diffusion sowie systemischer Verteilung können unerwünschte Paresen nichtinjizierter Muskeln auftreten. Die Nebenwirkungen sind wie die erwünschten Wirkungen reversibel.

Maßnahmen zur Reduzierung ungewollter Paresen:

- Verteilung der Dosis auf mehrere Injektionsstellen pro Muskel
- Reduktion des injizierten Volumens
- exakte Injektion über eine EMG-Kanüle

Kontraindikationen

Allgemein gültige Kontraindikationen einer Behandlung mit BoNT/A sind:

- Erkrankungen der neuromuskulären Übertragung, wie z. B. die Myasthenia gravis und das myasthene Syndrom Lambert-Eaton
- ausgeprägte Myopathien oder Motoneuronerkrankungen
- Blutungsneigung

Schwangerschaft

Da Proteine grundsätzlich plazentagängig sind und wenig bekannt ist, welche Bedeutung eine langdauernde Inaktivierung motorischer Nerven für die Entwicklung eines Embryos hat, darf Botulinumtoxin während einer Schwangerschaft nicht angewendet werden.

2. Dystone Bewegungsstörungen

Dystonien

Dystonien sind anhaltende, unwillkürliche Muskelkontraktionen, die Teile des Körpers in abnorme, teils bizarre Positionen zwingen. Sie werden nach klinischem Befund, Ätiologie und Erkrankungsalter klassifiziert.

Klinische Einteilung wichtiger Dystonieformen	
1. Fokale Dystonien	**2.** Segmentale Dystonien
• *Kraniale Dystonien*	**3.** Multifokale Dystonien
• *Zervikale Dystonien*	**4.** Generalisierte Dystonien
• *Hand- und Fußdystonien*	**5.** Hemidystonie
• *Rumpfdystonien*	**6.** Sonderformen
• *spasmodische Dysphonie*	

Tab. 2.1: Klinische Einteilung wichtiger Dystonieformen.

Blepharospasmus und Spasmus hemifacialis

Der Blepharospasmus ist durch unwillkürliche Verkrampfungen der Mm. orbiculares oculi gekennzeichnet. Diese können zu einer mimischen Entstellung sowie bei lang anhaltenden Kontraktionen zur Sehbehinderung führen. Der Blepharospasmus ist vom Spasmus hemifacialis abzugrenzen, der auf einer Störung des N. facialis oder seines Kerngebietes beruht und in der Regel einseitig auftritt.

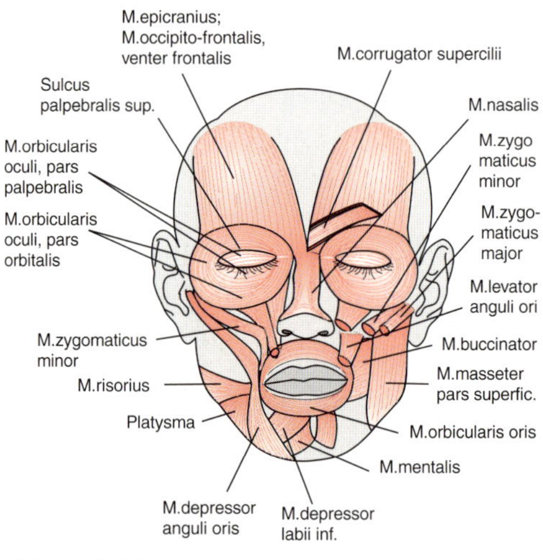

Abb. 2.1: Anatomie der Gesichtsmuskulatur.

Die weit überwiegende Mehrheit (bis zu 90 %) der behandelten Patienten profitiert von der Behandlung mit Botulinumtoxin, wenn auch der Behandlungserfolg in Einzelfällen, insbesondere bei der Lidöffnungsapraxie, unbefriedigend sein kann.

Die Wirkdauer einer BoNT/A-Behandlung beträgt beim Blepharospasmus in der Regel 8 bis 14 Wochen, beim Spasmus hemifacialis meist etwas länger; eine Wirkdauer von bis zu 9 Monaten und mehr ist hier keine Seltenheit.

Bei Dysport® reichen zur Behandlung des Blepharospasmus und Spasmus hemifacialis in der Regel drei Injektionen periokulär im Bereich der Pars orbitalis aus. Beim Blepharospasmus werden jeweils 40 MU Dysport® (bei Spasmus hemifacialis 20 - 30 MU) knapp oberhalb des Orbitarandes an einer medialen und einer lateralen Stelle sowie an einer Stelle im Bereich des inferolateralen Orbitarandes subkutan injiziert (☞ Abb. 2.2a-d).

Die Stichrichtung ist immer vom Auge weg weisend, um Verletzungen des Bulbus zu vermeiden.

Gelegentlich kann bei unzureichendem Therapieeffekt eine Dosiserhöhung in kleinen Schritten (z. B. von 5 - 10 MU Dysport® pro Injektionsstelle) erforderlich werden, bei älteren Patienten reichen oftmals auch niedrigere Mengen aus. Beim Spasmus hemifacialis sind je nach klinischem Befund manchmal zusätzliche Injektionsstellen im Gesichtsbereich (pro Injektionsstelle 5 - 20 MU) und im Platysma (10 - 100 MU) nötig.

Es ist zu beachten, daß beim Spasmus hemifacialis oftmals bereits chronisch-neurogene Veränderungen am Muskel vorliegen und es deshalb zu unerwartet starken Paresen kommen kann.

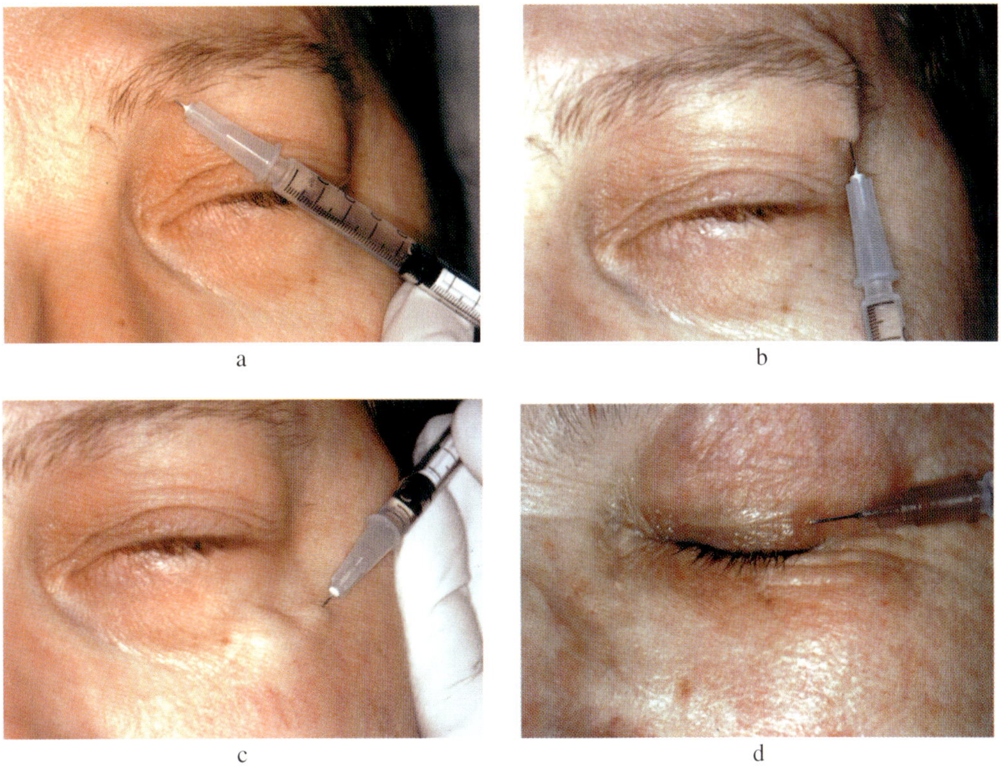

a b c d

Abb. 2.2a-d: Injektion von Dysport® im Bereich des medialen (a) und lateralen (b) oberen und lateralen unteren (c) Orbitarandes. Lidrandnahe Injektion (d).

Die bedeutendste Nebenwirkung der BoNT/A-Behandlung des Blepharospasmus und Spasmus hemifacialis ist die Entstehung einer **Ptosis**, die in einer Häufigkeit von 5 - 15 % der Injektionen beobachtet werden kann. Sie beruht auf einer Diffusion des Toxins zum M. levator palpebrae superioris. Ihr Auftreten ist von der injizierten Gesamtdosis und der Injektionsstelle (Oberlidmitte) abhängig, sie dauert meist einige Tage bis wenige Wochen an. Die Ptosis ist immer vollständig reversibel.

Bei ausgeprägter, behindernder Ptosis, kann man dem Patienten empfehlen, das Oberlid nach Bedarf mit einem kleinen Streifen Klebeband hochzuraffen. Eine Ptosisbrille ist selten erforderlich. Gelegentlich kann es zu kleineren lokalen Hämatomen kommen, die meist keiner weiteren Therapie bedürfen.

Oromandibuläre Dystonien

Die Behandlung oromandibulärer Dystonien mit BoNT/A stellt die oftmals effizienteste Therapieform dieser sonst schwer zu behandelnden Dystonien dar, jedoch ist in vielen Fällen nur eine Linderung der Beschwerden möglich.

Injektionen in die Kiefer- oder Zungenmuskulatur können mitunter zu ausgeprägter Dysarthrie, Dysphagie und Kaumuskelschwäche führen.

Muskel	Funktion	Anzahl der Injektionsstellen	Dysport® (MU)
M. masseter	Kieferschluß	1-2	30 - 120
M. temporalis	Kieferschluß	2-4	50 - 200
M. pterygoideus medialis	Kieferschluß	1	30 - 120
M. pterygoideus lateralis	Kieferöffnung	1	30 - 120
M. digastricus	Kieferöffnung	1	20 - 80

Tab. 2.2: Funktion einzelner Kiefermuskeln und Richtlinien für die BoNT/A-Dosierung (je Muskel).

Zervikale Dystonien

Der Schiefhals tritt am häufigsten in Form des rotatorischen Tortikollis, aber auch als Retrokollis, Anterokollis oder Laterokollis in Erscheinung.

BoNT/A gilt heute als Therapie der Wahl verschiedener Formen der zervikalen Dystonie.

Zervikale Dystonien und beteiligte Hals- und Nackenmuskeln	
Rotatorischer Tortikollis	• M. sternocleidomastoideus (kl) • M. splenius capitis (il) • M. trapezius (kl) • Platysma (il)
Laterokollis	• M. splenius capitis (il) • Mm. scaleni (il) • M. trapezius (il) • M. sternocleidomastoideus (il) • M. levator scapulae (il)
Retrokollis	• M. splenius capitis (bl) • M. semispinalis capitis (bl) • M.levator scapulae (bl)
Anterokollis	• M. sternocleidomastoideus (bl) • M. longus colli • Platysma (bl)
Schulterhebung	• M. trapezius (il) • M. levator scapulae (il)

Tab. 2.3: Hals- und Nackenmuskeln, die bei den unterschiedlichen Formen zervikaler Dystonien besonders aktiv sind (kl = kontralateral, il = ipsilateral zur Dreh- oder Kipprichtung, bl = bilateral).

Muskel	Anzahl der Injektionsstellen	Dysport® (MU)
M. sternocleidomastoideus	2 - 3	100 - 300
M. splenius capitis	2 - 3	150 - 500
M. semispinalis capitis	2 - 3	150 - 500
M. levator scapulae	1 - 2	100 - 200
M. trapezius	2 - 4	100 - 300
Mm. scaleni	1 - 2	100 - 150
Platysma	je nach Befund	50 - 100

Tab. 2.4: Empirische Dosierungsbereiche (je Muskel) für verschiedene Hals- und Nackenmuskeln bei zervikaler Dystonie.

Die Wirksamkeit der Behandlung zervikaler Dystonien mit BoNT/A, die in bis zu 90 % der Fälle zu einer Besserung des Schiefhalses und der assoziierten Schmerzen führt, ist durch zahlreiche zum Teil placebokontrollierte Doppelblindstudien belegt. Die Therapie gilt als sicher und nebenwirkungsarm. Die klinische Wirkdauer der Behandlung mit BoNT/A liegt bei den meisten Patienten zwischen 10 und 12 Wochen, gelegentlich kann sie sogar 4 bis 9 Monate betragen.

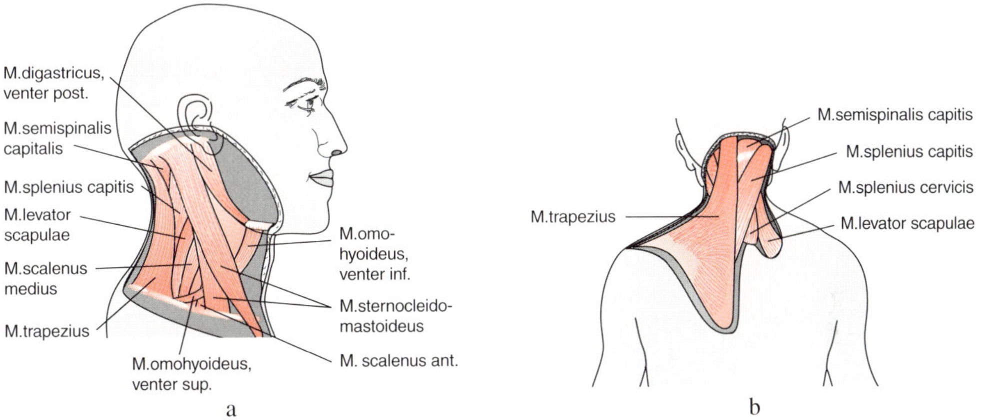

Abb. 2.3a+b: Anatomie der Halsmuskulatur. Anblick von lateral (a) und dorsal (b).

Für die Injektion verwendet man am besten eine 1- oder 2 ml-Spritze mit einer 25 G-Nadel. Die meisten Anwender lösen den Inhalt einer Viole Dysport® in 2,5 ml 0,9 %iger Kochsalzlösung.

Es hat sich bewährt, pro Muskel mehrere (meist 2 - 3) Injektionsstellen im Bereich des Muskelbauches zu wählen, um das Volumen pro Injektionsort zu begrenzen (Diffusion des Toxins!) und die Wahrscheinlichkeit zu erhöhen, möglichst viel Toxin im Bereich der Endplatten zu deponieren.

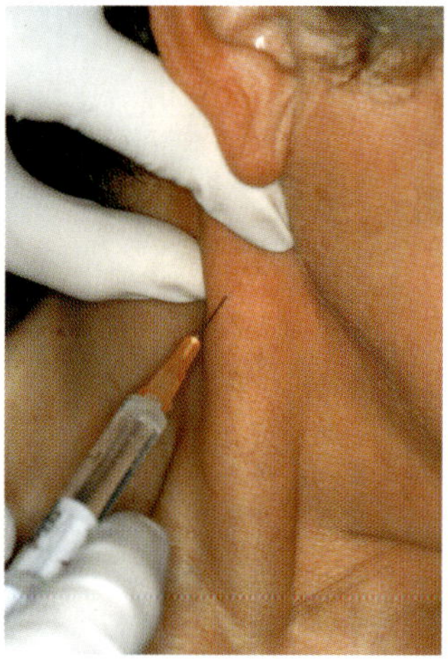

a

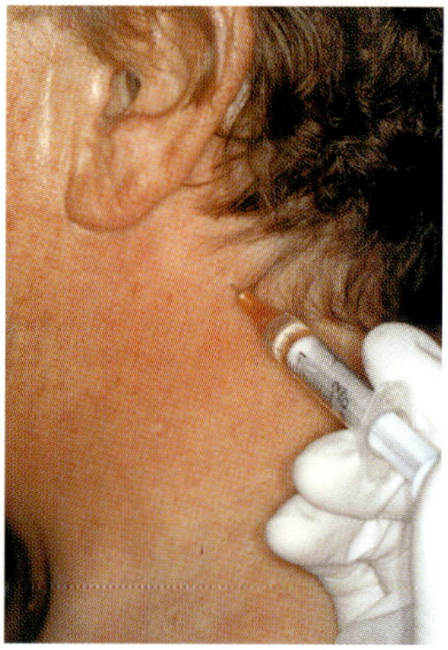

b

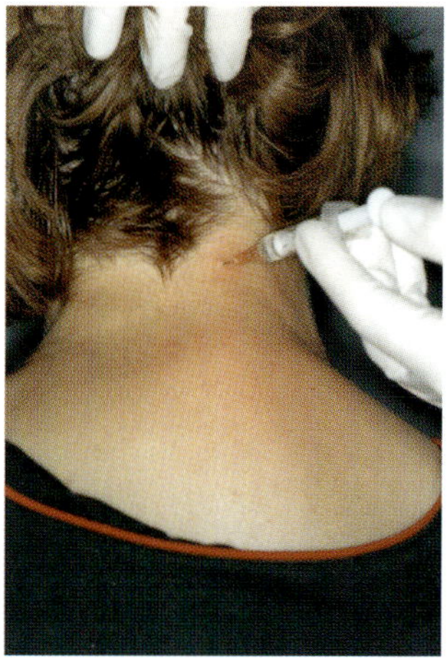

c

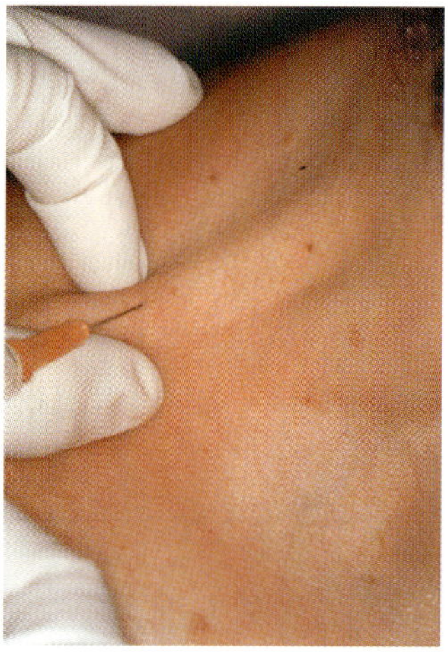

d

Abb. 2.4a-d: Injektionstechnik: M. sternocleidomastoideus (a), M. splenius capitis (b), M. semispinalis capitis (c) und M. trapezius (d).

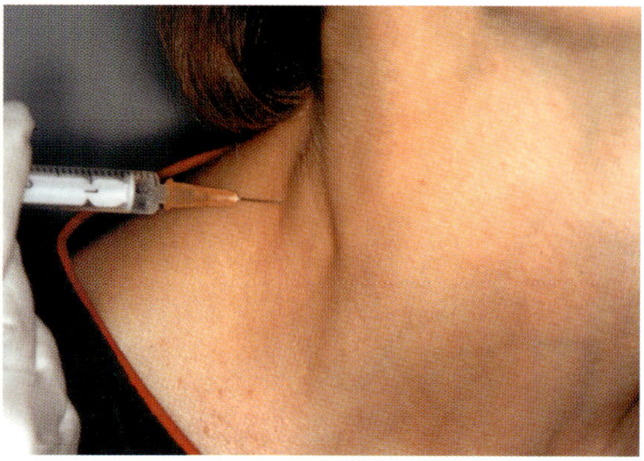

Abb. 2.5: Injektionstechnik M. levator scapulae.

Unerwünschte Nebenwirkungen einer BoNT/A-Behandlung im Bereich des Halses und Nackens beruhen meist auf einer lokalen Diffusion des Toxins. An erster Stelle sind Dysphagien zu nennen.

Wenn der M. sternocleidomastoideus mit zu hoher Dosis oder beidseits injiziert wird, treten Schluckstörungen besonders häufig auf.

Hand- und Fußdystonien

Die Behandlung mit BoNT/A ist die derzeit sicherlich effektivste Behandlungsform des *Schreibkrampfes*, die aber im Gegensatz zu den klassischen Indikationen wie Blepharospasmus und Tortikollis nur in etwa der Hälfte der Fälle zu einer langfristigen und vom Patienten auch so wahrgenommenen Besserung der Beschwerden führt.

Die Injektion sollte zur exakten Lokalisation des zu injizierenden Muskels und zur Minimierung von Nebenwirkungen ausschließlich unter elektromyographischer Kontrolle erfolgen.

Die Behandlung von *Fußdystonien* richtet sich nach dem individuellen Befund und wird in der Regel unter elektromyographischer Kontrolle durchgeführt.

Muskel	Anzahl der Injektionsstellen	Dysport® (MU)
M. abductor pollicis longus	1	15 - 80
M. extensor pollicis longus	1	15 - 80
M. flexor pollicis longus	1	20 - 80
M. extensor digitorum communis	1	15 - 60
M. extensor indicis	1	15 - 60
M. flexor digitorum profundus	2 - 3	30 - 120
M. flexor digitorum superficialis	2 - 3	30 - 120
M. extensor carpi radialis	2	40 - 150
M. extensor carpi ulnaris	2	40 - 150
M. flexor carpi radialis	2	60 - 200
M. flexor carpi ulnaris	2	60 - 200
M. pronator teres	2	40 - 120

Tab. 2.5: Empirische Dosierungsbereiche je Muskel für die Behandlung des Schreibkrampfes.

Muskel	Anzahl der Injektionsstellen	Dysport® (MU)
M. tibialis posterior	1 - 2	200 - 500
M. flexor digitorum longus	1 - 2	150 - 300
M. extensor hallucis	1 - 2	100 - 400
M. gastrocnemius	2 je Kopf	250 - 700

Tab. 2.6: Empirische Dosierungsbereiche bei Fußdystonien (Dosisangabe je Muskel).

3. Spastizität bei Erwachsenen

Das Syndrom der spastischen Bewegungsstörung beinhaltet einen Circulus vitiosus, der in Abb. 3.1 schematisch dargestellt ist. Die der spastischen Bewegungsstörung zu Grunde liegende neuronale Störung führt zu pathologischen Muskelkontraktionen, die eine Fehlstellung der Extremitäten bedingen und über ein dynamisches Stadium in eine fixierte Kontraktur münden können. Fehlstellung und abnorme Muskelkontraktionen führen zu Schmerzen, die wiederum die neuronale Fehlinnervation der Muskeln verstärken. Bei den Kontrakturen, die nach länger andauernden abnormen Muskelanspannungen und Fehlstellungen auftreten, werden Muskel und Gelenke bindegewebig durchbaut.

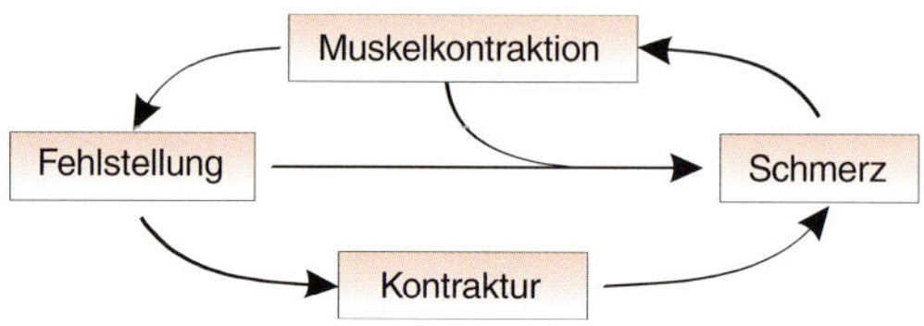

Abb. 3.1: Der Circulus vitiosus der spastischen Bewegungsstörung.

Therapeutische Möglichkeiten zur Behandlung von spastischen Bewegungsstörungen

Therapeutische Maßnahmen, die hemmend in den Circulus vitiosus der spastischen Bewegungsstörung eingreifen, führen zu einer Reduktion der Spastizität und werden von den Patienten als lindernd empfunden, ganz gleich an welcher Stelle sie ansetzen.

Mit Hilfe der zur Verfügung stehenden antispastischen Medikamente wird die neuronale Fehlschaltung gehemmt. Die physikalischen und physiotherapeutischen Maßnahmen wirken auf Muskeln und Gelenkstellungen und somit auf die Afferenzen ein, um auf diese Weise eine Reduktion der Muskelanspannung zu bewirken. Orthesen, Gipsverbände und -schienen sollen Fehlstellungen vermeiden bzw. günstig beeinflussen, operative Maßnahmen Fehlstellungen korrigieren. Die Schädigung peripherer Nerven durch Injektionen von Alkohol- oder Phenollösungen hat seit Einführung der Botulinumtoxin-Therapie in Europa weitgehend an Bedeutung verloren, Phenolinjektionen sind jedoch in den USA recht weit verbreitet. Phenolinjektionen an motorischen Nerven oder weiter distal am *"motor point"* können durchaus zu einem guten Therapieeffekt führen (Adduktoren, M. biceps brachii), die Behandlung ist jedoch mitunter sehr zeitaufwendig. Untersuchungen zur Langzeitanwendung liegen bislang nicht vor.

BoNT/A wird seit 1989 zur Therapie der Spastik eingesetzt. BoNT/A greift an mehreren Stellen in den Circulus vitiosus der spastischen Bewegungsstörung ein. Das wesentliche Prinzip ist eine Reduktion der muskulären Hyperaktivität, wodurch Fehlstellungen und Schmerzen und somit auch die Bewegungsstörung günstig beeinflußt werden. BoNT/A wirkt sowohl an extra- wie intrafusalen Muskelfasern, so daß sich daraus auch eine Modulation des afferenten neuronalen Rückstromes aus der betroffenen Muskulatur ergibt und so die spastische Bewegungsstörung möglicherweise zusätzlich reduziert wird.

Voraussetzungen

Vor jeder Behandlung mit BoNT/A muß sich der Anwender darüber im Klaren sein, ob der Patient die notwendigen Voraussetzungen für eine BoNT/A-Behandlung erfüllt, welche Ziele erreicht werden sollen oder überhaupt erreichbar sind und ob Befunde vorliegen, die einen Therapieerfolg von vornherein unwahrscheinlich machen.

Allgemein gültige **Voraussetzungen** für eine BoNT/A-Behandlung sind:

- umschriebene Problematik
- konventionelle Therapie unbefriedigend
- Zielmuskeln gut identifizierbar
- antagonistische Muskeln ausreichend kräftig

Ziel der Behandlung

Eine Behandlung mit BoNT/A kann aus folgenden Gründen indiziert sein:

- Schmerzlinderung
- Verbesserung von Pflege und Hygiene
- Verbesserung einer motorischen Funktion
- Verbesserung bestehender, aber noch nicht fixierter Kontrakturen
- Vermeidung von Kontrakturen

Erfahrungsgemäß läßt sich bei den meisten Patienten nach BoNT/A-Injektion in den jeweils betroffenen Muskel eine Schmerzlinderung relativ zuverlässig erreichen. Wahrscheinlich werden intramuskuläre Schmerzrezeptoren nach Botulinumtoxin-Injektionen deutlich weniger angesprochen. Ein ähnlich gutes Ansprechen gilt auch für eine Injektion aus rein pflegerischen oder hygienischen Gründen. Eine funktionelle Verbesserung ist sowohl für die obere als auch untere Extremität möglich, jedoch nur in ausgewählten Fällen erreichbar.

Ausschlußkriterien

Eine Behandlung mit BoNT/A sollte nicht durchgeführt werden bei:

- fixierten Kontrakturen
- knöchernen Deformitäten
- Gerinnungsstörungen, Antikoagulantien (cave bei markumarisierten Patienten)
- allgemein gültigen Kontraindikationen gegen BoNT/A

Spastizität der oberen Extremität

Bei der klinischen Untersuchung einer spastischen oberen Extremität findet sich ein deutliches Überwiegen des Tonus der Flexoren, woraus sich bereits die wesentlichen Zielmuskeln der BoNT/A-Behandlung ergeben. Typisch für die spastische Bewegungsstörung der oberen Extremität sind

- eine leichte Innenrotation und Adduktion des Oberarmes,
- eine Beugung des Unterarmes mit Pronation,
- eine Flexion der Hand und der Finger sowie
- eine Flexion und Adduktion des Daumens.

Aktive Bewegungen im Ellenbogen- und Handgelenk sind nur sehr mühsam und langsam, in vielen Fällen überhaupt nicht möglich. Individuelle Fingerbewegungen können nur in seltenen Fällen noch ausgeführt werden. Häufig ist die Hand fest zusammengeballt. Ein solcher Fall ist exemplarisch vor und nach Behandlung mit BoNT/A in Abb. 3.2a+b dargestellt.

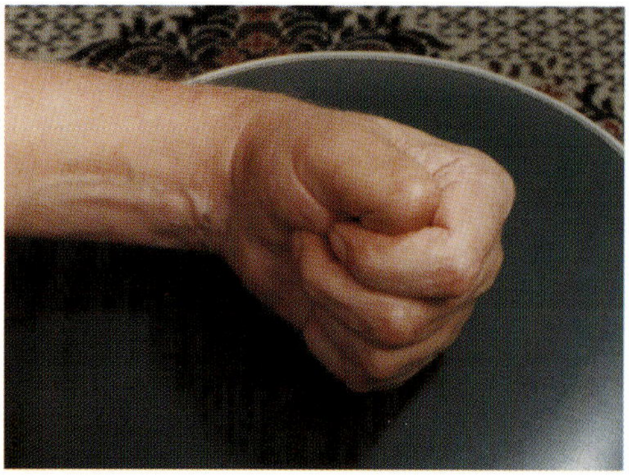

a

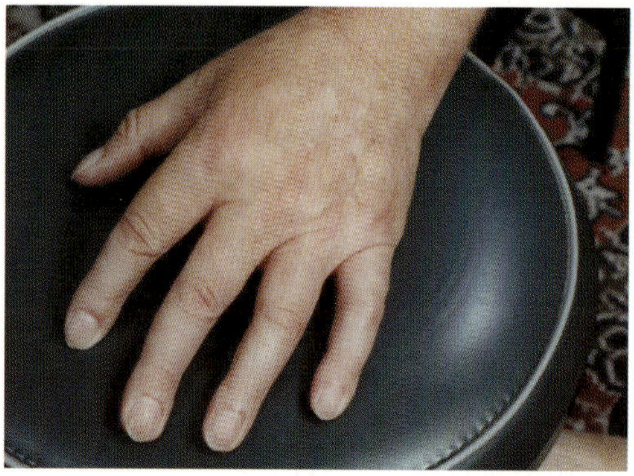

b

Abb. 3.2a+b: Funktionelle Verbesserung einer spastischen oberen Extremität mit Flexion der langen Fingerbeuger: Befund vor (a) und nach Behandlung mit BoNT/A (b). Nach Injektion läßt sich die Hand (aktiv und passiv) gut öffnen.

Die Spastizität der oberen Extremität ist zum einen natürlich funktionell beeinträchtigend, viele Patienten erleben den angebeugten Unterarm aber auch als erheblich stigmatisierend, da auf große Entfernung die abnorme Armhaltung erkannt wird. In funktioneller Hinsicht stellen der stark flektierte Unterarm und die stark flektierte Hand eine wesentliche Behinderung für das An- und Auskleiden dar. Die durch starke Finger- und Daumenflexion geschlossene Hand kann sich auch zu einem pflegerischen Problem entwickeln, da das Schneiden der Nägel und die Reinigung der Interdigitalräume und Handinnenflächen beeinträchtigt ist und sich Pilz- und bakterielle Infektionen einstellen können. Darüberhinaus führt eine chronische Druckeinwirkung auf die Haut zu Mazerationen z. B. im Bereich der Fingerkuppen oder der Ellenbeuge, die aufgrund der assoziierten Schmerzen die Spastizität zudem verstärken. Der Erhalt der passiven Handöffnung stellt ein wesentliches Ziel der physikalischen und krankengymnastischen Bemühungen dar.

Hygienische Probleme der Achselpflege z. B. bei Tetraspastik im Rahmen von apallischen Syndromen sind im Vergleich zu ähnlichen Problemen bei der Fingerflexoren-Spastik eindeutig seltener, können aber für entsprechende Versorgungszentren wie auch für die häusliche Pflege der Patienten ein durchaus relevantes Problem darstellen. Auch hier kann sich eine BoNT/A-Behandlung anbieten.

Da die Spastizität der oberen Extremität vornehmlich die Flexoren betrifft, stellen diese auch die Zielmuskeln einer Injektionsbehandlung dar. In Tabelle 3.1 sind Dosierungen für einzelne Muskeln für das Präparat Dysport® angegeben. Es handelt sich bei den angegebenen Dosierungen um Richtwerte, die sich auf persönliche Erfahrung der Autoren und Literaturangaben stützen. Unsere Empfehlung ist, aus Gründen der Verträglichkeit, der Kostensenkung und evtl. Vermeidung einer beschleunigten Antikörperbildung eine Gesamtdosis von 1500 MU Dysport® für die obere Extremität nicht zu überschreiten. Diese Maximaldosierung reicht in aller Regel aus.

Muskel	Anzahl der Injektionsstellen	Dosis Dysport® (MU)
M. biceps brachii	4 (2 je Kopf)	200 - 400
M. brachialis	2	200 - 400
M. brachioradialis	2	200 - 400
M. flex. carpi radialis	2	100 - 300
M. flex. carpi ulnaris	2	100 - 300
M. flex. dig. profundus	2 - 3	100 - 300
M. flex. dig. superficialis	2 - 3	100 - 300
M. flexor pollicis longus	2	100 - 200
M. adductor pollicis (Thenar)	1	100
M. deltoideus	3	300 - 600
M. pectoralis major	3 - 4	500 - 800
maximale Gesamtdosis		1500
empfohlene Verdünnungen		2,5 - 5 ml/500 MU

Tab. 3.1: Auflistung einzelner Muskeln der oberen Extremität mit den empfohlenen Dosierungsbereichen für Dysport® (je Muskel).

Im Gegensatz zu den fokalen Dystonien des Unterarmes ist bei vielen Patienten mit einer spastischen Hand keine wesentliche funktionelle Besserung mehr zu erreichen, da durch das neurologische Defizit die selektive Ansteuerung von Muskeln gestört ist. Für den Therapieerfolg ist daher bei der Spastik in den meisten Fällen im Gegensatz zur fokalen Dystonie eine hohe Selektivität der Injektion keineswegs eine conditio sine qua non. Vielmehr sollte es Ziel der Injektion sein, möglichst viel Toxin streng intramuskulär in spastische Muskeln zu applizieren. Injektionen in einen bereits bindegewebig umgebauten Muskelanteil sind sicher wenig effizient.

Der M. biceps brachii, der M. brachioradialis oder die Handgelenksflexoren werden meist ohne parallele EMG-Registrierung injiziert, die langen Fingerbeuger aus genannten Gründen eher mit EMG.

Spastischer Spitzfuß

Die häufigste Indikation für den Einsatz von Botulinumtoxin an der unteren Extremität ist der spastische Spitzfuß. Bei der klinischen Untersuchung findet sich ein deutliches Überwiegen der funktionellen Strecker. Typisch ist das leicht innenrotierte, im Kniegelenk gestreckte Bein mit stark plantar flektiertem, z.T. erheblich innenrotiertem, supiniertem Fuß. Häufig sind dabei die Zehen flektiert, so daß der Patient vorwiegend auf dem vorderen Fußaußenrand auftritt.

Durch die Spitzfußstellung ist die Gefahr des Hängenbleibens und Umknickens gegeben, so daß die Patienten als Vermeidungsstrategie eine Zirkumduktion des gesamten Beines durchführen. Eine Verbesserung der aktiven Fußstellung wird von den Patienten als wesentlicher Therapieerfolg registriert.

Bei der Behandlung des spastischen Spitzfußes stellt sich die Frage, ob die Injektion tiefer gelegener Muskeln (M. soleus) zusätzlich zur Injektion des M. gastrocnemius einen Vorteil bietet.

Eine hierzu durchgeführte klinische Studie zeigte, daß sowohl mit einer selektiven Injektion des M.gastrocnemius wie auch mit einer des M. soleus eine gute Besserung des spastischen Spitzfußes zu erzielen war. Ein signifikanter Unterschied ließ sich durch die Messung des Bewegungsumfanges im Bereich des Sprunggelenkes und der Ashworth-Skala nicht feststellen. Subjektiv wurde aber die Injektion des M. soleus als effektiver empfunden als die des zweigelenkig wirkenden M. gastrocnemius.

In vielen Fällen wird durch die Injektion von Botulinumtoxin eine Verbesserung des Gangbildes und der Ganggeschwindigkeit erzielt. Bezeichnenderweise wird aber eine Steigerung der Ganggeschwindigkeit um weniger als 20 % der Ausgangsgeschwindigkeit von den meisten Patienten überhaupt nicht oder nur als unwesentliche Besserung registriert. Daher ist die Compliance bezüglich der Botulinumtoxin-Injektionstherapie bei erwachsenen Patienten mit spastischem Spitzfuß deutlich geringer als bei den Dystoniepatienten.

Muskel	Anzahl der Injektionsstellen	Dosis Dysport® (MU)
M. soleus	2	400 - 700
M. gastrocnemius	4 (2 je Kopf)	400 - 700
M. tibialis posterior	2	300 - 500
M. flex. dig. longus	2	200 - 400
M. tibialis anterior	3	300 - 800
M. extensor hallucis	3	300 - 800
maximale Gesamtdosis im Bein		1500
empfohlene Verdünnungen		2,5 - 5 ml/500 MU

Tab. 3.2: Einzelne Muskeln der unteren Extremität, die an der Spitzfußbildung beteiligt sein können, mit Dosierungsbereich für Dysport® (je Muskel).

Adduktoren- und Beugespastik

Gegenüber dem Einsatz beim spastischen Spitzfuß tritt der Einsatz von BoNT/A bei Adduktorenspastik und Beugespastik der Beine im Erwachsenenalter zurück. Typisch für die Adduktorenspastik ist, daß die voll gestreckten Beine von den Adduktoren mit einer solchen Intensität aneinander gezogen werden, daß sie übereinander liegen oder sich sogar kreuzen. Die Spastik kann so stark ausgeprägt sein, daß 2 Pflegekräfte benötigt werden, um hygienische Maßnahmen im Genitalbereich oder eine Katheterisierung durchzuführen. Häufig ist diese Adduktorenspastik sehr schmerzhaft. Ähnliches gilt auch für eine ausgeprägte Beugespastik, die mitunter so stark ist, daß die Beine in der Hüfte angebeugt und im Knie völlig flektiert werden, so daß das Sitzen z. B. im Rollstuhl nicht möglich ist. Bei diesen Spastikformen liegen die Dosierungen für eine ausreichende Wirkung in den meisten Fällen sehr hoch (☞ Tabelle 3.3).

Tabelle 3.3 enthält verschiedene Muskeln des Oberschenkels und empfohlene Dosierungen. Es sind nur die Dosierungen für eine Seite angegeben. In den meisten Fällen sind aber beidseitige Injektionen nötig.

Muskel	Anzahl der Injektionsstellen	Dosis Dysport® (MU)
M. adductor longus	2	200 - 300
M. adductor brevis	2	200 - 300
M. adductor magnus	4	400 - 800
M. gracilis	2	200 - 300
M. biceps femoris	3	300 - 800
M. semitendinosus	3	300 - 600
M. semimembranosus	2	200 - 400
maximale Gesamtdosis		2000
empfohlene Verdünnungen		2,5 - 5 ml/500 MU

Tab. 3.3: Auflistung einzelner Muskeln der unteren Extremität, die bei der Adduktoren- und Beugespastik beteiligt sein können; mit Dosierungsbereichen für Dysport® (je Muskel).

In der Praxis wird es auch unter EMG-Kontrolle kaum gelingen, die einzelnen Adduktoren voneinander zu trennen, da z. B. der M. adductor longus dem M. adductor magnus flach aufliegt, der der weitaus kräftigste der Adduktoren ist. Bei der Injektionsplanung sollte bedacht werden, daß auch die medialen ischiokruralen Muskeln als funktionelle Beinadduktoren wirken. Die Dosis einer Injektion sollte in Relation zur Gesamtdosis des injizierten Toxins gesetzt werden.

Nebenwirkungen

Aufgrund der mittlerweile zahlreich vorliegenden Publikationen zur Behandlung der Spastizität mit BoNT/A kann diese Form der Therapie als sicher und nebenwirkungsarm bezeichnet werden. Wie bei allen Injektionen mit BoNT/A können die Injektionen selbst schmerzhaft sein und kleinere Hämatome entstehen. Die Entstehung übermäßig starker Paresen stellt in der Regel - im Gegensatz zur Dystonie - kein Problem dar, da ohnehin die motorische Funktion der Extremität mehr oder minder stark gestört ist. In Einzelfällen wurden bei sehr hohen Dosierungen Zeichen einer systemischen Verteilung des Toxins wie Schluckstörungen, Blasen- oder Mastdarmentleerungsstörungen, allgemeine Muskelschwäche etc. beobachtet.

Empfehlungen der Deutschen Gesellschaft für Neurorehabilitation

Von der Deutschen Gesellschaft für Neurologische Rehabilitation wird die Behandlung mit Botulinumtoxin empfohlen:

- bei spastischer Inversionsstellung eines Beines, die sich durch Schienen, orale Antispastika und physikalische Maßnahmen nicht beheben läßt,
- bei spinaler Adduktorenspastik z. B. bei Multipler Sklerose zur Erleichterung pflegerischer Maßnahmen,
- bei kindlicher Zerebralparese zur Verbesserung des Stehens, Gehens und der Greiffunktion der Hände,
- zur Frührehabilitation der spastischen Fehlstellung an den Beinen, um dauerhafte Kontrakturen, Schmerzen und Sekundärschäden zu vermeiden.

4. Spastizität im Kindes- und Jugendalter

Seit Beginn der 90er Jahre liegen Erfahrungen mit der Anwendung von BoNT/A bei spastischen Bewegungsstörungen im Kindesalter vor. Studien belegen die lokale Effektivität, Sicherheit und Nebenwirkungsarmut dieses Therapieverfahrens. Durch die lokale Schwächung einzelner Muskeln können alltagsrelevante funktionelle und pflegerische Gewinne für Kinder mit spastischen Bewegungsstörungen erreicht werden. Therapeutische Leitgedanken, Indikationen und Therapiedurchführung zeigen Spezifika pädiatrischer Medizin und unterscheiden sich damit in wesentlichen Punkten von der Vorgehensweise im Erwachsenenalter.

Die Anwendung von BoNT/A setzt ausreichende Erfahrung in Dosierung und Applikationstechnik voraus. Dysport® ist bislang für die Indikation Spastik und für das Kindes- und Jugendalter nicht zugelassen.

Indikationsstellung

Die Behandlung mit BoNT/A ersetzt in der Regel nicht die etablierten Therapiemöglichkeiten spastischer Bewegungsstörungen, sondern erleichtert sie, verbessert die Ergebnisse und läßt den Zeitpunkt der operativen Versorgung ohne Zeitdruck planen. Der therapeutische Einsatz von BoNT/A ist dann sinnvoll, wenn im Rahmen einer spastischen Bewegungsstörung ein lokales Problem abgegrenzt werden kann, welches folgende Charakteristika aufweist:

- dynamisch (nicht fixiert)
- durch muskuläre Hyperaktivität bedingt
- im Alltag relevant

Wie bei allen Therapieformen chronischer Erkrankungen hängen die Möglichkeiten des individuellen Therapieerfolges keineswegs nur von der lokalen Effektivität, sondern ebenso von Faktoren wie Motivation, Lernfähigkeit, Begleitstörungen (z. B. Epilepsien), psychosozialer Einbindung und Erwartungshaltung ab. Die Festlegung eines realistischen, individuellen Therapiezieles von ausreichender Alltagsrelevanz ist deshalb von größter Bedeutung.

Allgemeine Dosierungsrichtlinien

Bei der Anwendung von BoNT/A bei Kindern sind drei Richtlinien zu berücksichtigen:

- Dosis (lokal) pro Muskel pro kg Körpergewicht
- Dosis (gesamt) pro Individuum pro kg Körpergewicht
- Reinjektionsintervall

Dosis pro Muskel und Dosis pro Injektionsstelle

Es ist davon auszugehen, daß es eine bestimmte Sättigungskapazität des einzelnen Muskels für BoNT/A gibt, so daß nur eine bestimmte Menge von BoNT/A von diesem Muskel aufgenommen werden kann. Wird die Sättigungsgrenze des einzelnen Muskels überschritten, ist erstens keine weitere Steigerung des muskelrelaxierenden lokalen Effektes zu erwarten und zweitens sind systemische Nebenwirkungen möglich. Aus diesem Grund sollte die Dosis Dysport® pro Muskel nicht 500 MU und pro Injektionsstelle nicht 250 MU überschreiten.

Muskeln (Auswahl)	Anzahl der Injektionsstellen	Dysport® Dosis pro Muskel (MU) pro kg Körpergewicht
	Hand	
M. add. pollicis brevis	1	1-3
	Arm	
Fingerflexoren	1-2	3-10
M. carpi ulnaris	1-2	3-10
M. carpi radialis	1-2	3-10
M. biceps	2-4	5-10
M. brachioradialis	1-2	5-10
	Bein/Hüfte	
M. gastrocnemius	1-2 lat. und 1-2 med.	5-15
M. tibialis posterior	1-2	5-15
M. soleus	1-2	5-15
Adduktorengruppe	1-2	5-15
med. ischiokrurale Muskulatur	1-2	5-15
M. rectus femoris	1-2	5-15
M. iliopsoas	mindestens 2	5-15

Tab. 4.1: Anhaltspunkte für die Dosierung von Dysport® bei einigen “Standard-Muskeln” im Kindesalter.

Dosis (gesamt) pro Individuum

Die erprobte maximale Gesamtdosis liegt im Kindesalter für das **Präparat Dysport**® bei **30 MU pro kg Körpergewicht** und sollte in der Regel nicht überschritten werden.

Reinjektionsintervall

Ein Reinjektionsabstand von **ca. 12 Wochen** sollte eingehalten werden. Bei kürzeren Abständen besteht zum einen die Gefahr unvorhersehbarer additiver Effekte, zum anderen erhöht sich vermutlich das Risiko einer Antikörperbildung und somit einer sekundären “non-response”.

Dynamischer Spitzfuß

Die **bislang häufigste Indikation für BoNT/A im Kindes- und Jugendalter** ist der dynamische Spitzfuß. Das Behandlungsziel liegt in der Regel in einer alltagsrelevanten Verbesserung des Gangbildes, z. B. weniger Stolpern oder Verlängerung der ermüdungsfreien Gehstrecke. Eine frühe Behandlung, d. h. vor dem 6. Lebensjahr, erscheint sinnvoll, da zum einen strukturelle Veränderungen in den Muskeln noch geringer ausgeprägt zu sein scheinen und zum anderen die motorische Lern- und Adaptationsfähigkeit in diesem Alter noch größer ist.

Bei schwerwiegender motorischer Beeinträchtigung kann das Therapieziel Stehfähigkeit im Stehbrett, Toleranz der Schuh- oder Orthesenversorgung oder Gewichtsübernahme beim Transfer bedeuten.

Dosierung und Injektionsstellen

Injiziert werden pro Seite zu gleichen Teilen der laterale und der mediale Kopf des M. gastrocnemius an je einer (bis zwei) Injektionsstelle(n). Bei Hemiparesen ist je nach klinischem Befund auch eine Injektion des M. soleus zu erwägen.

In der Regel ist eine Dosierung von 10-15 MU Dysport® pro kg Körpergewicht pro M. gastrocnemius (maximal 500 MU Dysport®) ausreichend.

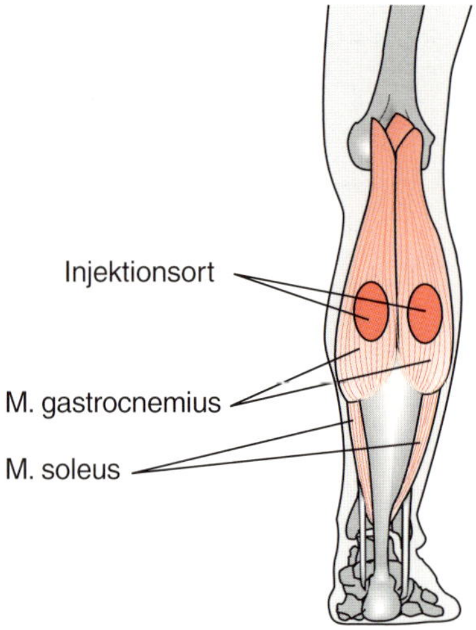

Abb. 4.1: Injektionsort für die Behandlung des Spitzfußes. Ansicht von dorsal.

Adduktorenspasmus

Die Behandlung des Adduktorenspasmus bildet die zweithäufigste Indikationsgruppe für BoNT/A im Kindes- und Jugendalter. Bei Patienten mit ausgeprägter Tetraspastik stehen Pflegeerleichterung oder Schmerzreduktion im Vordergrund. Motorisch-funktionelle Gewinne sind bei adäquater Indikationsstellung bezüglich einer verbesserten Sitzhaltung, Ermöglichung alternierenden Krabbelns, Erleichterungen beim Transfer oder auch beim Gehen zu erwarten.

Für die frühe Therapie des Adduktorenspasmus mit BoNT/A spricht der potentiell günstige Einfluß auf die Sitzfähigkeit und Hüftentwicklung.

Dosierung und Injektionsstellen

Injiziert werden auf jeder Seite 1-2 Stellen pro Adduktorengruppe und 1-2 Stellen pro mediale ischiokrurale Muskulatur (☞ Abb. 4.2 und 4.3), d. h. maximal vier Stellen auf einer Seite. Die Verteilung richtet sich danach, ob einseitig oder beidseitig, symmetrisch oder asymmetrisch, mit (Regel) oder ohne (Ausnahme) die mediale ischiokrurale Muskulatur injiziert werden soll. Bei kleineren Kindern können in Rückenlage und Hüftbeugung des Patienten sowohl die Adduktorengruppe als auch die mediale ischiokrurale Muskulatur getastet und injiziert werden. Bei größeren Kindern und Jugendlichen werden in Rückenlage des Patienten die Adduktoren von medial getastet und injiziert, die medialen ischiokruralen Muskeln werden in Bauchlage des Patienten von dorsal erreicht, man verfolgt die prominente Sehne des Muskels proximal des Kniegelenkes.

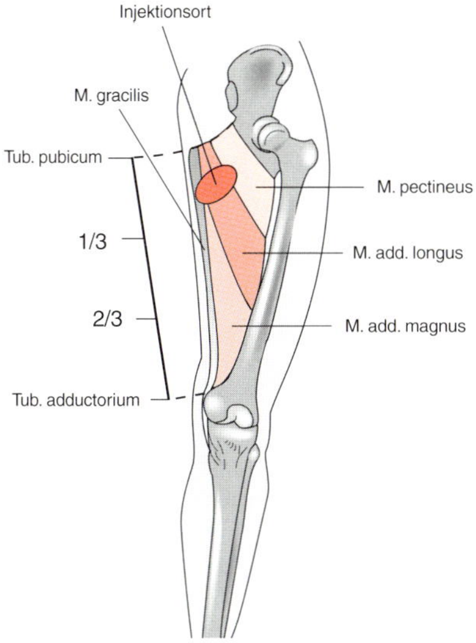

Abb. 4.2: Injektionsort für die Behandlung des Adduktorenspasmus. Ansicht von ventral.

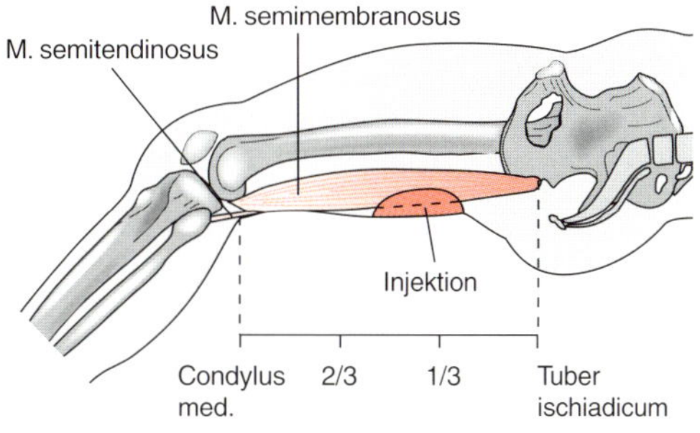

Abb. 4.3: Injektionsort für die Behandlung der ischiokruralen Muskulatur. Ansicht von dorso-lateral.

Beugespastik der oberen Extremitäten

Die lokale Effektivität von BoNT/A bei der Behandlung der Beugespastik der oberen Extremitäten ist in placebo-kontrollierten Studien belegt. Ob durch die lokale Reduktion der muskulären Hyperaktivität auch alltagsrelevante, funktionelle Gewinne zu erzielen sind, muß von Fall zu Fall beurteilt werden.

Die große klinische Variabilität und die Komplexität der muskulären Versorgung erfordern eine individuelle Therapieplanung, so daß hier nur auf die allgemeinen Dosierungsrichtlinien verwiesen wird (siehe auch Tab. 3.1 im Kapitel "Spastizität bei Erwachsenen").

Nebenwirkungen - unerwünschte Wirkungen

Die durch BoNT/A verursachten Nebenwirkungen sind dosisabhängig. Bei Einhaltung der oben genannten Dosierungsrichtlinien ist das Risiko äußerst gering. Alle bekannten Nebenwirkungen von BoNT/A beruhen auf muskulären Paresen und sind aufgrund des Wirkprinzips reversibel. Sie können sowohl am injizierten Muskel wie als Fernwirkung an anderen Muskeln auftreten. Folgende Symptome sind möglich:

- ausgeprägte lokale Parese mit vorübergehender Funktionseinschränkung
- Doppelbilder
- Schluckstörungen
- allgemeine Muskelschwäche
- Gefühl der Müdigkeit und
- Blasenfunktionsstörungen

Neben den medikamentenspezifischen unerwünschten Wirkungen bestehen bei der Behandlung die üblichen Risiken einer intramuskulären Injektion (z. B. Hämatom, Infektion der Injektionsstelle).

In seltenen Fällen (vermutlich < 10 %) können nach längerer Behandlung Antikörper gegen BoNT/A gebildet werden. Hierdurch kann eine sekundäre "non-response" entstehen, d. h. trotz Injektion wird keine Parese der Muskulatur erreicht. Der Beweis wird durch neurophysiologische Untersuchungen nach BoNT/A-Testinjektion (Amplitudenbestimmung des motorischen Antwortpotentials) und/oder AK-Bestimmung erbracht.

Praktische Durchführung

Analgesie und Sedierung

Schmerzen entstehen durch den Einstich in die Haut, den Einstich in die Muskelfaszie sowie (im wesentlichen) durch den Volumeneffekt bei der Injektion. Durch lokale Anästhesie (Chloraethyl "Dr. Henning"® Vereisungsspray, EMLA® Creme) ist nur der Einstich in die Haut zu beeinflussen.

Bewährt hat sich für die meisten Patienten zusätzlich eine Analgosedierung mit Midazolam (Dormicum®, 0,1-0,3 mg/kg KG) zusammen mit Pethidin (Dolantin®, 1 mg/kg KG).

Verdünnung

Aus Gründen der Praktikabilität hat sich für das Kindesalter eine Verdünnung von einer Viole BoNT/A (500 MU Dysport®) in 2 ml 0,9 % NaCl bewährt. Pro Injektionsstelle sollte aufgrund des schmerzhaften Volumeneffektes eine Menge von 1 ml nicht überschritten werden.

Andere Verdünnungen sind möglich, sollten aber in einem Zentrum immer einheitlich sein.

Injektion

Die Anzahl der Injektionsstellen sollte auf ein sinnvolles Minimum reduziert werden. Zur Verwendung kommen 27-G-Nadeln (Länge 40 mm) und 1-ml-Tuberkulin-Spritzen. In einer Hand kommt der Muskelbauch zwischen Zeigefinger und Mittelfinger zu liegen, und durch Spreizen der Finger wird das darunterliegende Fettgewebe komprimiert ("Billard-Stellung"). Mit der zweiten Hand wird aspiriert und anschließend injiziert, eher langsam als schnell.

5. Autonome Störungen

Detrusor-Sphinkter-Dyssynergie

Grundsätzlich kann die Injektion in den Sphinkter urethrae externus zystoskopisch oder transperineal durchgeführt werden. Meist wird die zystoskopische Injektion unter Antibiotikaschutz bevorzugt. Die Angaben zur Dosierung schwanken von Anwender zu Anwender; das Präparat Dysport® kann in einer Dosierung von 250 MU pro Sitzung injiziert werden. Je nach verwendeter Dosis beträgt die Wirkdauer zwischen 2 und 9 Monaten.

Achalasie

Zur Behandlung der Achalasie mit BoNT/A gibt es bislang nur eine beschränkte Anzahl von Publikationen. Langzeitergebnisse über mehrere Jahre fehlen noch.

Das Prinzip der Therapie besteht in einer chemischen Denervierung erregender cholinerger Nervenfasern, die bei Fehlen hemmender Neurone eine ausreichende Erschlaffung des unteren Ösophagussphinkters verhindern.

Zunächst wird der untere Ösophagussphinkter über ein flexibles Endoskop eingesehen. Es hat sich bewährt, je 60-80 MU Dysport® in die vier Quadranten des unteren Ösophagussphinkters über eine Sklerotherapienadel zu injizieren (Gesamtdosis 240-320 MU Dysport®, 1 Viole mit 500 MU Dysport® mit 5 ml 0,9 % NaCl verdünnt).

Andere gastroenterologische Indikationen

Die Injektion von BoNT/A in den Sphinkter ani externus ist ein elegantes Therapieverfahren, um den Circulus vitiosus in der Entstehung der chronischen Analfissur zu unterbrechen. In einer großen Studie von Jost (1997) führte die Behandlung nach ca. sechs Monaten bei etwa 80 % der behandelten Patienten zu Schmerzfreiheit und Abheilung der Analfissur. Der Vorteil der Methode besteht darin, daß man eine passagere Parese des Sphinkter ani erreichen kann, ohne die irreversiblen Komplikationen chirurgischer Verfahren (Inkontinenz für Stuhl oder Winde in bis zu 40 %) fürchten zu müssen.

Die Injektion von BoNT/A in den Analsphinkter kann mit oder ohne EMG-Kontrolle erfolgen. Es hat sich als effektiv erwiesen, den Sphinkter ani externus zu beiden Seiten der Fissur mit jeweils 10-20 MU Dysport® zu injizieren. Nebenwirkungen der Behandlung sind gelegentlich schmerzhafte Injektionen und selten passagere Inkontinenz (7 %). Die Rezidivquote für die Fissur liegt bei etwa 8 %.

Verschiedene andere gastroenterologische Störungen wurden ebenfalls mit BoNT/A behandelt. Es handelt sich dabei um vielfach noch experimentelle Therapiemaßnahmen bei einzelnen Patienten. So wurde BoNT/A erfolgreich injiziert zur Behandlung

- einer gesteigerten Aktivität des oberen Ösophagussphinkters unterschiedlicher Genese (M. cricopharyngeus)
- des Anismus
- chronischer Obstipation und
- einer Sphinkter Oddi-Dysfunktion

Hyperhidrosis palmaris und axillaris

Symptomatik

Die fokale idiopathische Hyperhidrose ist eine relativ häufige Störung der Schweißsekretion, deren Ursache bislang ungeklärt ist. Eine familiäre Häufung ist zu beobachten. Bevorzugte Stellen sind die Hände, Achselhöhlen und Füße. Gelegentlich kann auch die Gesichtsregion betroffen sein. Bei exzessivem

Schwitzen läuft der Schweiß den Arm entlang oder tropft von den Händen. Dies führt zu z.T. erheblichen Beeinträchtigungen und Einschränkungen im beruflichen und auch privaten Bereich. Der Leidensdruck der Patienten ist oft erheblich. Profuses Schwitzen führt auch zu Hautmazerationen, die Sekundärinfektionen begünstigen.

Bislang übliche Behandlungsverfahren bestehen in systemischer Gabe von Anticholinergika, lokaler Applikation von Säuren, Aldehyden, Metallsalzen (Aluminiumchlorid) und Iontophorese. Sind diese Möglichkeiten ausgereizt, werden gelegentlich Sympathikusblockaden oder invasive chirurgische Maßnahmen wie transthorakale Sympathektomie und Exzision oder Kürettage der aktivsten Schweißsekretionsareale durchgeführt. Diese invasiven Verfahren sind jedoch mit einer hohen Rezidivquote und einer z.T. erheblichen Komplikationsrate behaftet. Außerdem entstehen oft exzessive Narben.

Therapie

Die sub- oder intrakutane BoNT/A-Injektion hat sich zur Behandlung von fokalen Hyperhidrosen in verschiedenen Studien als äußerst effektiv und sicher erwiesen. Durch die Behandlung mit BoNT/A wird die Aktivität der ekkrinen Schweißdrüsen vermindert (cholinerge Innervation), während die der apokrinen unbeeinträchtigt bleibt (adrenerge Innervation). Die Wirkung beginnt meist schon am zweiten bis dritten Tag nach der Injektion und zeigt ein Maximum um den 7. bis 10. Tag p.i.. Die Wirkdauer beträgt nach bisherigen Erkenntnissen etwa 4 - 12 Monate und ist somit länger als nach intramuskulärer Injektion. Regelhaft kommt es nach der Injektion zu einem Sistieren der Schweißproduktion im injizierten Areal, was qualitativ mittels des Schweißtests nach Minor und auch quantitativ gravimetrisch (Schweißsekretion pro Zeiteinheit) objektiviert werden kann. Die Behandlung mit BoNT/A dient der Behandlung schwer betroffener Patienten nach Ausschöpfen aller Alternativen bevor invasive Maßnahmen erwogen werden. Möglicherweise wird sie in Zukunft die Therapie der Wahl bei exzessiver fokaler Hyperhidrose darstellen.

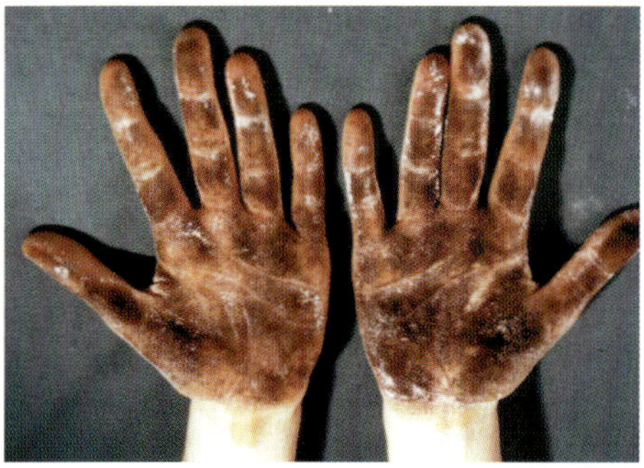

a

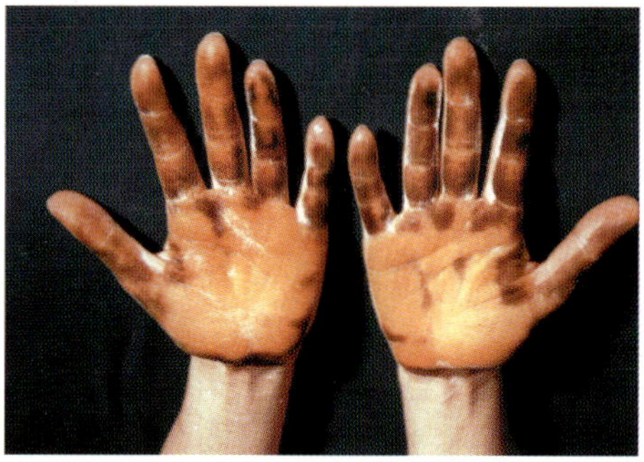

b

Abb. 5.1a+b: Hyperhidrose der Hände vor BoNT/A (Dunkelfärbung der hyperhidrotischen Areale nach Jod-Stärke-Test) (a); nach Injektion von BoNT/A fehlende Schweißsekretion in den injizierten Gebieten (b).

Vor jeder Injektion muß mittels des Schweißtests nach Minor die exakte Lokalisation und Ausdehnung des hyperhidrotischen Areals festgestellt werden. Aufgrund eigener Erfahrungen hat sich bewährt, die Grenzen der identifizierten Region mit einem Stift zu markieren und die jeweilige Fläche in Quadrate von beispielsweise 2 x 2 cm zu unterteilen. Es werden dann pro Kästchen etwa 10 MU Dysport® (Verdünnung 500 MU Dysport®/5 ml 0,9 % NaCl) fächerförmig intrakutan injiziert. Der Therapieerfolg wird nach 2 - 3 Wochen kontrolliert. Noch verbliebene hyperhidrotische Areale können ggf. nachinjiziert werden.

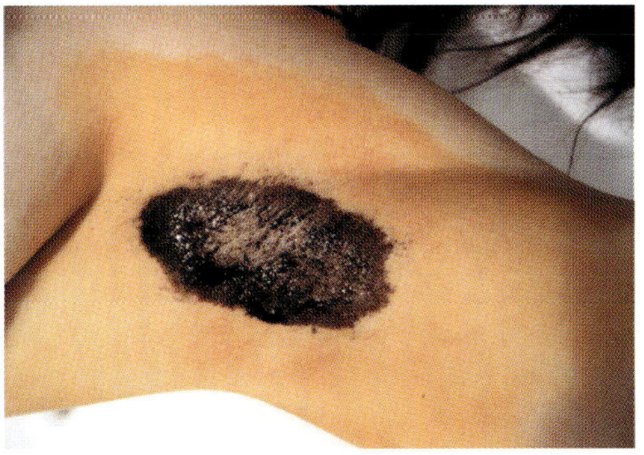

a

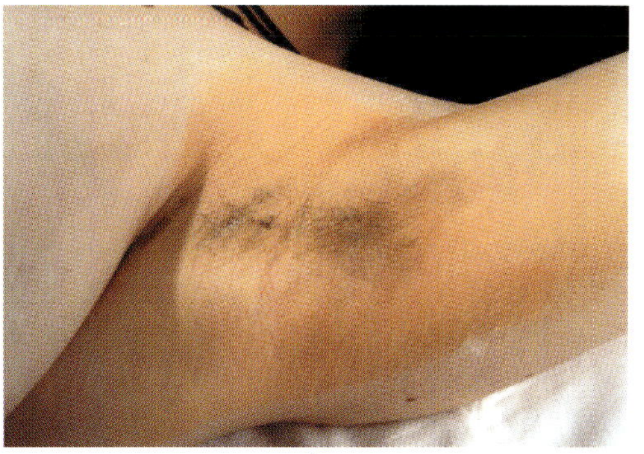

b

Abb. 5.2a+b: Umschriebene axilläre Hyperhidrose (Dunkelfärbung des hyperhidrotischen Areals nach Jod-Stärke-Test) (a); völliges Verschwinden der Hyperhidrose nach BoNT/A-Injektion (b).

Nebenwirkungen

Nebenwirkungen der Hyperhidrose-Behandlung mit BoNT/A sind im wesentlichen durch eine Diffusion des Toxins in benachbarte Regionen bedingt. An den Händen kann es zu einer passageren Parese der kleinen Handmuskeln kommen, die meist subklinisch (vigorimetrisch meßbar) bleibt, mitunter aber auch klinisch manifest in Erscheinung treten kann. Die Injektion kann besonders im Bereich der Hände und Achseln schmerzhaft sein. An den Händen kann deshalb zuvor eine Nervenblockade mit Lokalanästhetika durchgeführt werden (Nn. medianus und ulnaris). Die Applikation von anästhesierenden Salben reduziert zwar den Einstichschmerz, aber nicht die Schmerzen während der Infiltration. Gelegentlich kommt es zu kleineren Hämatomen an der Injektionsstelle, die keiner weiteren Behandlung bedürfen. Langfristige Nebenwirkungen einer wiederholten Hyperhidrose-Behandlung mit BoNT/A sind aber aufgrund der Neuartigkeit dieser Behandlungsform nicht bekannt.

Gustatorisches Schwitzen

Es liegen bislang nur wenige Studien zur Therapie des gustatorischen Schwitzens vor. Die Ergebnisse sind jedoch so überzeugend, daß die intrakutane Applikation von BoNT/A heute als effektivste und nebenwirkungsärmste Behandlungsform des gustatorischen Schwitzens angesehen werden kann und somit die Therapie der Wahl darstellt. Die Wirkung beginnt wie bei der palmaren Hyperhidrose meist schon am zweiten bis dritten Tag nach der Injektion und zeigt ein Maximum etwa eine Woche p.i.. Die Wirkdauer ist wesentlich länger als nach intramuskulärer Applikation von BoNT/A und selbst intrakutaner Injektion zur Behandlung des palmaren oder axillären Schwitzens. Rezidivfreie Intervalle von über zwei Jahren wurden berichtet.

Das folgende **Therapieschema** hat sich bewährt:

- Zunächst wird im Schweißtest nach Minor und nach Stimulation der Schweißsekretion durch Kauen saurer Drops das genaue hyperhidrotische Areal dokumentiert. Es ist darauf zu achten, daß auch die gesamte Kopfhaut im Bereich der Temporalregion über dem Ohr angefärbt wird, da das gustatorische Schwitzen sich oftmals nicht nur auf die Wangen- und Gesichtsregion beschränkt, sondern manche Patienten durch das Anfeuchten der Haare während des Essens beeinträchtigt sind.
- Die Grenzen des Areals werden markiert und die Fläche in Quadrate zu je 1,5 x 1,5 cm (2,25 cm^2) unterteilt.
- Pro Kästchen werden 8 MU Dysport® (Verdünnung 500 MU Dysport®/5 ml 0,9 % NaCl) intrakutan injiziert.

6. Weitere Anwendungsgebiete für Botulinumtoxin

Tremorerkrankungen

Grundsätzlich kommt die BoNT/A-Behandlung des Tremors für medikamentös ausbehandelte Patienten in Betracht.

Der essentielle Tremor des Kopfes erweist sich **medikamentös** oftmals als besonders **therapieresistent**. Die Injektion von BoNT/A in die beiden Mm. splenii capitis und evtl. auch die Mm. sternocleidomastoidei (einseitig oder beidseitig) kann zu einer Reduktion der Amplitude des Tremors führen. Der M.splenius capitis benötigt meist eine Dosis zwischen 150 und 250 MU Dysport®. In der Abhängigkeit vom individuellen Befund kann eine Dosisanpassung nach oben oder unten erforderlich sein. Die Injektion des M. sternocleidomastoideus ist, besonders bei beidseitiger Injektion, mit einem **erhöhten Risiko von Schluckstörungen** behaftet. Hier sollte die Dosis deshalb **besonders vorsichtig** gewählt werden.

Je M. sternocleidomastoideus werden etwa 50 bis 150 MU Dysport® injiziert.

Die vorliegende Schrift bietet einen Überblick über die klinische Anwendung von Botulinumtoxin (Dysport®) in den verschiedenen Fachdisziplinen.

Die Therapie mit Dysport® setzt entsprechende Kenntnisse des zu behandelnden Krankheitsbildes sowie spezielle Erfahrung in der Anwendung von Botulinumtoxin voraus.

ISBN 3-89599-437-5